世界卫生组织临床用血培训教程

EDUCATIONAL MODULES ON CLINICAL USE OF BLOOD

主　审　王学锋

主　译　蔡晓红

译　者（以姓氏笔画为序）

王钰箐　杨金锦　余　沁　张　慧　范鑫秋　哈斯亚提·黑力拉洪
姜晓星　娄　璨　秦秋月　徐　申　陶　帅　龚玮佳　龚淞颂
曾一梅　雷　航　蔡晓红　戴健敏

秘　书　雷　航

译者单位　中国输血协会

人民卫生出版社

·北　京·

版权所有，侵权必究！

EDUCATIONAL MODULES ON CLINICAL USE OF BLOOD
© 世界卫生组织 2021
本次翻译工作并非由世界卫生组织（WHO）完成，WHO 并不对翻译的内容或其准确性负责，英文原版 *EDUCATIONAL MODULES ON CLINICAL USE OF BLOOD*，Geneva: World Health Organization；2021. Licence: CCBY-NY-SA3.01GO. 应为具有约束力的正版。

中文版版权：
出版物名称：世界卫生组织临床用血培训教程
© 人民卫生出版社 2025

图书在版编目（CIP）数据

世界卫生组织临床用血培训教程 / 世界卫生组织
（WHO）主编；蔡晓红主译. -- 北京 ： 人民卫生出版社，
2025. 6. -- ISBN 978-7-117-37894-9

Ⅰ. R457. 1

中国国家版本馆 CIP 数据核字第 2025MA9446 号

| 人卫智网 | www.ipmph.com | 医学教育、学术、考试、健康，购书智慧智能综合服务平台 |
| 人卫官网 | www.pmph.com | 人卫官方资讯发布平台 |

世界卫生组织临床用血培训教程

Shijie Weisheng Zuzhi Linchuang Yongxue Peixun Jiaocheng

主　　译：蔡晓红
出版发行：人民卫生出版社（中继线 010-59780011）
地　　址：北京市朝阳区潘家园南里 19 号
邮　　编：100021
E - mail：pmph @ pmph.com
购书热线：010-59787592　010-59787584　010-65264830
印　　刷：人卫印务（北京）有限公司
经　　销：新华书店
开　　本：850×1168　1/16　印张：10
字　　数：289 千字
版　　次：2025 年 6 月第 1 版
印　　次：2025 年 6 月第 1 次印刷
标准书号：ISBN 978-7-117-37894-9
定　　价：75.00 元
打击盗版举报电话：010-59787491　E-mail：WQ @ pmph.com
质量问题联系电话：010-59787234　E-mail：zhiliang @ pmph.com
数字融合服务电话：4001118166　E-mail：zengzhi @ pmph.com

中文版序

输血作为一项临床必不可少的医疗手段，在医治疾病、挽救生命方面有着不可替代的作用。但输血可能伴随着风险，有些严重的输血相关不良反应可能对输血患者带来危害。为了保障患者的安全，需要大力改善临床用血安全性，其核心内容在于以患者为中心，加强输血适应证的掌握和执行力度，提高输血的有效性，确保合理性，同时尽可能减少输血不良反应等风险。临床不合理用血目前仍然不同程度地存在，除了输血管理需要进一步加强外，一个主要原因可能是缺乏有效的临床合理用血的教育和培训。2010 年 5 月召开的第 63 届世界卫生大会通过的 WHA63.12 号决议《血液制品的可获得性、安全和质量》指出："建立或加强安全与合理用血的体系，为所有从事临床输血的员工提供培训，为尽量减少输血错误和促进患者安全实施潜在的解决方法，促进输血替代治疗的可获得性，包括在合适的情况下使用自体输血和患者血液管理。"故编写一本既有全球血液安全视野，又有临床合理用血理念和临床实践关键操作的教材，无疑是开展培训的基础*。

合理用血和安全输血实践，是世界卫生组织（WHO）血液安全战略的重要组成部分。2020 年 2 月，WHO 发布了《促进安全、有效和质量保证的血液制品普遍可及的行动框架（2020—2023）》，框架提出的战略目标之一是"有效实施患者血液管理，优化输血临床实践"，强调要加强临床用血管理，减少全球领域临床用血不合理现象。

为提高全球血液安全和促进临床输血学发展，WHO 于 2001 年出版了《临床用血》，为世界各国的医疗机构和卫生政策制定者提供了科学依据和实践指导，促进了国际的标准化和一致性。为落实 WHA63.12 决议、《促进安全、有效和质量保证的血液制品普遍可及的行动框架（2020—2023）》，WHO 联合了国际输血协会（ISBT）于 2021 年在《临床用血（2001 版）》的基础上，更新编撰了《世界卫生组织临床用血培训教程》（即本书），旨在为临床医护人员和医学院校学生提供关于血液安全和输血医学临床实践关键主题的最新学习资源，助力申请用血的医护人员作出正确的输血决策，优化输血实践，提高临床用血管理水平和患者护理的整体质量。

我国广大医护人员，在各级政府机构和卫生健康部门的领导下，落实临床用血管理规定和专业规范，在临床用血管理和用血安全方面已经取得了显著成绩。但是我国临床用血总体水平上与发达国家仍存在一定差距，在各地区各级医疗机构之间发展还不平衡。一方面，我国输血医学发展较晚，2016 年才成为独立的二级学科，医学高等教育中缺乏输血技术的理论和实践课程，一些重大疾病缺乏临床输血指南；另一方面，我国建立和推广有效的血液安全监测体系尚有很大提升空间，一些医护人员对输血风险的认识尚不全面，临床不合理、不安全用血的现象还不同程度地存在。

WHO 输血合作中心获得了 WHO 的授权，并委托中国输血协会临床输血学专业委员会（以下简称"临床输血委"）将《世界卫生组织临床用血培训教程》翻译成中文正式出版。我要感谢临床输血委主任委员、上海交通大学医学院附属瑞金医院临床输血科主任王学锋教授及其同仁，在较短的时间内，高质量完成了翻译和校对工作。

我相信，本书的出版，对国内广大临床医生、输血相关工作者及医学生获取现代的临床用血指导和信息,对共同提升我国的血液安全水平,对输血专业人员的培养,必将起到极大的支持和推动作用。让我们一起努力,促进输血医学、血液安全、临床用血安全得到更大范围的关注和重视,共同推动我国血液事业的进步,保障每一次用血都安全、有效、合理。

中国输血协会理事长

朱永明

2025 年 3 月

* 世界卫生组织所称的血液制品,指源自人体血液的任何治疗性物质,包括用于输血的血液(全血、血液成分),原料血浆(从全血分离,或通过单采获得)、从原料血浆制得的血浆衍生药品(也叫源自血浆的医疗产品,血浆蛋白制品,或血制品)。

译者前言

血液安全是医疗领域的关键议题,对公共卫生具有重大意义。为了提高血液使用的合理性,减少输血相关的风险,世界各国的医务人员一直在不懈努力。在这个背景下,世界卫生组织(WHO)和国际输血协会(ISBT)等机构积极制订了一系列战略和指南,以促进安全、有效的输血实践,并提供相关的培训和资源支持。

《世界卫生组织临床用血培训教程》一书的中文翻译版是在此背景下诞生的,旨在为中国的临床医生、输血相关工作者以及医学生提供现行的临床用血指南和实用资源,以提高我国血液安全水平。

特此感谢中国输血协会朱永明理事长对译者团队的信任和支持,使得此项翻译工作得以顺利完成。在此也感谢所有参与翻译工作的同仁们,尤其是我们课题组的研究生郭柳浚、高城燕、杨华月,他们的辛勤付出和专业精神为本书的译文质量提供了坚实保障。

我们希望本书能成为中国医务人员的重要参考资料,为优化临床用血实践、确保患者的安全和健康贡献一份力量。

蔡晓红　王学锋

2025 年 3 月

原著前言

　　输血是临床治疗的重要措施。正确输注可以挽救生命并改善健康。然而，输血存在急性或迟发性并发症以及输血传播感染的潜在风险，只有在有明确的指征时才可以进行输血。世界上许多国家在确保供应足够的血液制品的同时，也面临着确保这些产品的质量和安全的挑战。关于血液制品使用的国家数据有限，但研究表明，无论在发达国家还是发展中国家，血液制品都存在不合理使用。不必要的输血和没有达到最佳标准的临床实践都会危及患者安全，浪费资源，并限制了真正有需要的患者获得血液制品的机会。

　　合理用血和安全输血实践是世界卫生组织（World Health Organization，WHO）血液和输血安全综合战略的重要组成部分，同时 WHO 为改善临床用血提供了重要指导和能力建设支持。2010 年 5 月，第 63 届世界卫生大会通过了《有关血液制品的可用性、安全性和质量》的决议（WHA63.12），敦促会员国"建立或加强安全和合理使用血液制品的体系，并为所有参与临床输血的工作人员提供培训"。该决议及后续《促进安全、有效和质量保证的血液制品普遍可及的行动框架（2020—2023）》，强调患者血液管理作为输血医学不可或缺的一部分，建议"有效实施患者血液管理，优化输血临床实践"，以及对可能需要输血的患者进行整体和以患者为中心的临床护理方法。

　　国际输血协会（International Society of Blood Transfusion，ISBT）是一个国际协会，由来自世界各地的输血医学专业人士构成，他们分享知识以加强输血实践。ISBT 临床输血工作组旨在通过教育、核查和科学研究在全球范围内推广良好的临床输血实践，为临床医生和输血专家、医疗和非医疗人员，开发临床输血医学教育工具。作为与 WHO 紧密合作的非政府组织，ISBT 改善全球血液安全和供应，并推动建立基于自愿无偿献血的国家血液计划。

　　本书是 WHO 在 2001 年发布的《临床用血》的更新版本。本书的出版是 WHO 与 ISBT 合作计划的一部分。与原始出版物一样，本书的目的不是取代传统教科书或提供有关临床用血的明确文本，而是提供易于理解的学习材料，帮助申请用血医师和其他参与临床输血的工作人员作出正确的输血临床决策，并为优化输血临床实践作出更大的努力。

　　我们特别感谢指导委员会的专家、编辑、内容贡献者和批判性读者，他们为这项工作付出了时间并慷慨地贡献了自己的专业知识。

Dr Yuyun Maryuningsih
WHO，卫生产品与政策标准部血液和
其他人类来源产品（BTT）团队负责人

Dr Erica Wood
国际输血协会主席

致　谢

WHO 衷心感谢许多个人和组织对本书的贡献。

本书根据 2001 年 WHO 出版的《临床用血》进行更新和调整，该书在国际范围内得到广泛使用。感谢上一版编者的工作，以及感谢在此次更新工作中作出贡献和努力的编辑、指导委员会成员、作者和审阅专家。

作者

引言由 Dr Erica Wood［Transfusion Research Unit，Monash University，Melbourne，Australia；President，International Society of Blood Transfusion（ISBT）］编写。

第 1 章《基础生理学：血液、氧气和循环》由 Dr Kevin Ward（University of Michigan，AnnArbor，Michigan，United States of America）编写。

第 2 章《贫血》由 Dr Cynthia So-Osman（Sanquin Blood Bank，Leiden，the Netherlands），Dr Manish S. Patel 和 Dr Jeffrey L. Carson（Division of General Internal Medicine Rutgers–Robert Wood Johnson Medical School，New Brunswick，New Jersey，USA）编写。

第 3 章《血液制品的采集、检测和储存》由 Dr Vincenzo de Angelis，Italian National Blood Centre，National Institute of Health，Rome，Italy 和 Dr Massimo La Raja（Transfusion Medicine Department，Padova University Hospital，Italy）编写。

第 4 章《临床输血程序》由 Dr Gwen Clarke（Canadian Blood Services，Edmonton，Canada），Dr Arwa Z. Al-Riyami（Department of Haematology，Sultan Qaboos University Hospital，Muscat，Oman）和 Dr David Roxby（Flinders Medical Centre，Bedford Park，Australia）编写。

第 5 章《全科医学和血液学》由 Dr Rajat Kumar（University of Toronto and Princess Margaret Cancer Centre，Toronto，Canada）和 Dr Manoranjan Mahapatra（All India Institute of Medical Sciences，New Delhi，India）编写。

第 6 章《产科：产科患者贫血的诊断和治疗》由 Dr Kerry L. O'Brien 和 Dr Lynne Uhl（Division of Laboratory and Transfusion Medicine，Department of Pathology，Beth Israel Deaconess Medical Center，Boston，MA and Harvard Medical School，Boston，MA，USA）编写。

第 7 章《儿科和新生儿科》由 Dr Heather A. Hume（Centre Hospitalier Universitaire Ste-Justine，University of Montreal，Montreal QC，Canada and College of Health Sciences，Makerere University，Kampala，Uganda），Dr Nancy Robitaille（Centre Hospitalier Universitaire Ste-Justine，Héma-Québec，Montreal，QC，Canada），Dr Yvonne E. Vaucher（University of California，San Diego，CA，USA）和 Dr Robert O. Opoka（College of Health Sciences，Makerere University，Kampala，Uganda）编写。

第 8 章《外科和麻醉》由 Dr Brian C. Cho（Department of Anesthesiology/Critical Care Medicine，The Johns Hopkins Medical Institutions，Baltimore，MD，USA）和 Dr Steven M. Frank（Department of Anesthesiology/Critical Care Medicine，Johns Hopkins Health Systems Blood Management Program，and Armstrong Institute for Patient Safety and Quality，The Johns Hopkins Medical Institutions，Baltimore，MD，USA）编写。

第 9 章《实施患者血液管理计划》由 Rachel Moss（Department of Laboratory Medicine，Great Ormond Street Hospital for Children NHS Foundation Trust，London，United Kingdom of Great Britain and Northern Ireland），Linley Bielby（Department of Health and Human Services，Victoria and the Australian Red Cross Blood Service，Melbourne，Australia），Dr Clare O'Reilly（Children's & Women's Health Centres，BC Children's Hospital，Vancouver，Canada），Dr Louise Sherliker（NHS Blood & Transplant，Oxford，United Kingdom），Jana Vanden Broeck（Belgian Quality in Transfusion，DG Health Care – Federal Public Service，Health，Food Chain Safety and Environment，Brussels，Belgium）和 Dr Jonathan H. Waters（Department of Anesthesiology，Magee-Womens Hospital，Pittsburgh，PA，USA）编写。

编辑协调员

Dr Mark H. Yazer（University of Pittsburgh，Pittsburgh，Pennsylvania，USA）。

批判性读者（按字母顺序排列）

Dr Claire Armour Barrett（University of the Free State，Bloemfontein，South Africa），Dr Rajendra Chaudhary（Sanjay Gandhi Postgraduate Institute of Medical Sciences，Lucknow，India），Dr Soumya Das（All India Institute of Medical Sciences，Nagpur，India），Dr Mahrukh Getshen（Jigme Dorji Wangchuck National Referral Hospital，Bhutan），Dr Marian G. J. van Kraaij（Sanquin Blood Bank，the Netherlands），Dr Britta Lohrke（Ministry of Health and Social Services，Namibia），Dr Bridon M'baya（Malawi Blood Transfusion Service，Malawi），Dr Nigar Ertuğrul Örüç（Diskapı Yildirim Beyazit Training and Research Hospital，Ministry of Health，Turkey），Dr Rajesh B Sawant（Transfusion Medicine Kokilaben Dhirubhai Ambani Hospital，India），Dr Ratti Ram Sharma（Postgraduate Institute of Medical Education and Research，Chandigarh，India），Dr Marlijn Verwimp-Hoeks（Department of Hematology Radboudumc Nijmegen and Department of Clinical Transfusion Medicine，Sanquin Research，Leiden，the Netherlands）。

指导小组（按字母顺序排列）

Dr Shubha Allard（NHSBT，National Health Service，United Kingdom），Dr Imelda Bates（Liverpool School of Tropical Medicine，Liverpool，United Kingdom），Dr Yuyun Maryuningsih（Blood and other Products of Human Origin，Health Product and Policy Standards Department，WHO，Geneva，Switzerland），Dr Cynthia So-Osman（Sanquin Blood Bank，Leiden，the Netherlands），Dr Erica Wood（Monash University，Melbourne，Australia），Dr Mark H. Yazer（University of Pittsburgh，Pittsburgh，Pennsylvania，USA）

指导小组成员还审核了作者起草的章节并提供了意见。

总体协调和项目管理

该出版物由 WHO 卫生产品和政策标准部、血液和其他人类产品团队负责人 Yuyun Maryuningsih 博士协调。Judith Chapman 女士（former Executive Director of ISBT）和 Sima Zolfaghari 博士（The University of Calgary）为指导小组和作者提供协调和项目管理支持。负责血液和其他人源产品计划的 WHO 工作人员在发布本培训教程的过程中提供了管理支持。

缩 写 词

英文缩写	英文全称	中文
ABE	acute bilirubin encephalopathy	急性胆红素脑病
ACT	artemisinin-based combination therapy	以青蒿素为基础的联合疗法
ANC	absolute neutrophil count	中性粒细胞绝对计数
ANH	acute normovolaemic haemodilution	急性等容血液稀释
ART	antiretroviral therapy	抗反转录病毒治疗
BM	bone marrow	骨髓
BMT	bone marrow transplantation	骨髓移植
BSH	British Society for Haematology	英国血液学会
BT	bleeding time	出血时间
CBC	complete blood count	全血细胞计数
CJD	Creutzfeldt-Jakob disease	克 - 雅脑病
CPDA	citrate，phosphate，dextrose and adenine	柠檬酸盐、磷酸盐、葡萄糖和腺嘌呤保存液
CPP	cryoprecipitate-poor plasma	去冷沉淀凝血因子血浆
DIC	disseminated intravascular coagulation	弥散性血管内凝血
EDQM	European Directorate for the Quality of Medicines & Health Care	欧洲药品质量管理局
ESA	erythropoietic stimulating agent	红细胞生成刺激剂
ET	exchange transfusion	换血疗法
FDP	fibrin degradation product	纤维蛋白降解产物
FFP	fresh frozen plasma	新鲜冰冻血浆
FNHTR	febrile non-haemolytic transfusion reactions	发热性非溶血性输血反应
GVHD	graft-versus-host disease	移植物抗宿主病
HA	haemolytic anaemia	溶血性贫血
HBV	hepatitis B virus	乙型肝炎病毒
HCV	hepatitis C virus	丙型肝炎病毒
HDN	haemolytic disease of the newborn	新生儿溶血症
HIC	high-income country	高收入国家
HIV	human immunodeficiency virus	人类免疫缺陷病毒

续表

英文缩写	英文全称	中文
HPLC	high performance liquid chromatography	高效液相色谱
ICU	intensive care unit	重症监护病房
IDA	iron-deficiency anaemia	缺铁性贫血
ITP	idiopathic autoimmune thrombocytopenic purpura	特发性血小板减少性紫癜
ISBT	International Society of Blood Transfusion	国际输血协会
LIC	low income country	低收入国家
MSBOS	maximum surgical blood ordering schedule	大量用血申请表
NAIT	neonatal alloimmune thrombocytopenia	新生儿同种免疫性血小板减少症
NSAID	non-steroidal anti-inflammatory drug	非甾体抗炎药
NTDT	non-transfusion-dependent thalassaemia	非输血依赖性地中海贫血
PAD	preoperative autologous blood donation	预存式自体输血
PBM	patient blood management	患者血液管理
PC	platelet count	血小板计数
PCC	prothrombin complex concentrate	凝血酶原复合物浓缩物
PDMP	plasma-derived medicinal products	血浆源性医疗产品
PI	pathogen inactivation	病原体灭活
POC	point-of-care	床旁
PPF	plasma protein fraction	血浆蛋白组分
PT	platelet transfusion	血小板输注
PT	prothrombin time	凝血酶原时间
RBC	red blood cells	红细胞
RDT	rapid diagnostic test	快速诊断测试
SABM	Society for the Advancement of Blood Management	血液管理促进协会
SAED	serious adverse events of donation	严重捐献不良事件
SCA	sickle cell anaemia	镰状细胞贫血
SCD	sickle cell disease	镰状细胞病
SOP	standard operating procedures	标准操作程序
SPPS	stable plasma protein solution	稳定的血浆蛋白溶液
SSA	sub-Saharan Africa	撒哈拉以南的非洲
TAXI	Transfusion and Anaemia Expertise Initiative	输血和贫血专业倡议
TBSA	total body surface area	全身表面积
TDT	transfusion dependent thalassaemia	输血依赖性地中海贫血
TP	treponema pallidum	梅毒螺旋体

续表

英文缩写	英文全称	中文
TRALI	transfusion-related acute lung injury	输血相关肺损伤
TT	thrombin time	凝血酶时间
TTP	thrombotic thrombocytopenic purpura	血栓性血小板减少性紫癜
VWD	von Willebrand disease	血管性血友病
vWF	von Willebrand factor	血管性血友病因子
WB	whole blood	全血

引 言

背景

血液输注可以拯救生命，WHO 已将血液输注列为必不可少的医疗手段。许多患者依赖输血来治疗疾病[1]。未来，通过对正常生理和疾病过程的更深入研究可能会提供更多的血液替代品。

由于血液制品存在固有的生物危害，而与处理有关的危害可能导致严重或致命的后果[2-3]，需要大力改善血液临床使用的安全性。因此，重点在于严格掌握输血适应证，只有在无法得到有效替代且可以监测到输血疗效时，才考虑输血。

然而，由于缺乏临床合理用血的教育和培训，输血管理较为薄弱，不合理用血仍然存在。输血全流程管理从志愿献血者的教育和招募开始，到血液捐献、检测、处理和分发，再到输血和对接受血液制品的患者的后续监测：即"静脉到静脉"的输血过程。

改善临床输血实践的挑战

WHO 的《促进安全、有效和质量保证的血液制品普遍可及的行动框架（2020—2023）》旨在改善全球领域临床用血不合理现象[4]。

患者血液管理（patient blood management，PBM）在上述行动框架中发挥着重要作用。尽管存在各种不同的定义，但 PBM 被普遍认为是国际上临床输血医学的最佳实践。PBM 是一种以患者为中心、以事实为基础的系统化方法，旨在优化患者的管理和血液制品的输注，以提供高质量且有效的患者救护。它旨在通过安全和合理使用血液和血液制品，以及最小化不必要的血液暴露来改善患者结果。患者血液管理的基本要素包括：通过促进健康和早期检测筛查，预防可能导致需要输血的状况，适当诊断和最佳治疗方案，如使用输血替代疗法、良好的外科和麻醉技术、使用输血替代品和血液保护等[5]。

在过去的 10 年中，WHO 在 PBM 方面作出了重大努力，包括举办了一系列科学和教育研讨会，如 2011 年在阿联酋迪拜举办的"患者血液管理"全球血液安全论坛指出："患者血液管理对于通过确保适当的输血来优化患者结果和患者安全至关重要。因此，需要在有效实施患者血液管理方面付诸努力。[5]"

因此，支持会员国实施和提供 PBM 是《促进安全、有效和质量保证的血液制品普遍可及的行动框架（2020—2023）：患者血液管理》的战略目标 4 的一部分。期望的结果是"会员国具有知识和能力，制订正确的国家临床指南和实践标准，并建立有效的医院输血委员会"[4]。发展这种知识和能力始于获取关于 PBM 的教育，而本书介绍的模块是这一更广泛努力的一部分。

目的

本书提供的材料面向全球的卫生专业人员。目的是通过教育提供关于血液安全和输血医学临床实践关键主题的概述。

目标读者

本书的目标读者是那些目前或将来可能参与输血决策，或负责进行输血的卫生专业人员。这包括各个临床领域的医疗人员、学生、护士和助产士。本书适用于制备或检测血液制品的输血实验室科学家或技术人员、管理血液制品库存人员，或其他需要了解血液使用情况的人员。

本书的制订过程

本书根据 2001 年由 WHO 出版的《临床用血》更新和调整，其在国际范围内被广泛使用。

当前的资源以一系列教育模块的形式呈现，可以单独阅读，也可以作为一组参考资料的一部分阅读。一些模块基于原始章节编写，而一些模块是新编写的，未来可能会添加更多模块。将材料呈现为单独的模块旨在方便使用，以便读者能够快速找到感兴趣的内容，以及能够根据需要轻松更新特定领域的内容。重要的是，这里呈现的材料不是 WHO 正式的"指南"，而是作为卫生专业人员使用的教育资源呈现。

资源更新的范围是在国际编写组的指导下，由 WHO 与 ISBT 合作确定的。各个模块分别由临床和实验室输血实践的专家和来自世界各地的一系列临床学科的专家起草和 / 或审阅，包括来自低收入和中等收入国家的专家，内容反映了贡献者和审阅者的知识和经验。我们非常感谢他们的贡献。

本书有意设计成通用的，读者不需要事先具备输血科学或临床实践的专业知识，也不需要具有高度专业化的技术能力。其不可能涵盖生理学的各个方面或每种临床情况，但是涵盖了理解输血原则和实践所需的基本信息，以及对大多数常见情况有用的内容。重心放在实践方面，包括对可能需要输血的患者进行评估，或者与临床实践相关的血液制品的储存和处理。由于有效的临床实践数据不断更新，因此查阅最新的信息来源尤为重要。所以，读者还可以参考来自 WHO、ISBT 和其他来源的其他资源。各个模块中的参考文献是有关血液安全的其他重要方面的拓展信息，例如招募无偿献血者、筛查输血传播感染以及维护冷链。有关输血医学各个方面的系统综述和随机对照试验的重要资源可以在网上搜索。

参考资料

1. WHO model list of essential medicines 2019 (https://www.who.int/groups/expert- committee-on-selection-and-use-of-essential-medicines/essential-medicines-lists, accessed 5 February 2021).

2. A guide to establishing a national haemovigilance system. World Health Organization.. Geneva: World Health Organization; 2016 (https://apps.who.int/iris/handle/10665/250233, accessed 23 March 2021).

3. Aide-Mémoire on clinical transfusion process and patient safety. Geneva: World Health Organization; 2010 (https://www.who.int/bloodsafety/clinical_use/who_eht_10_05_en.pdf?ua=1, accessed 5 February 2021).

4. WHO Action framework to advance universal access to safe, effective and quality- assured blood products, 2020–2023. Geneva: World Health Organization; 2020 (https://www.who.int/publications/i/item/action-framework-to-advance-uas-bloodprods- 978-92-4-000038-4, accessed 5 February 2021).

5. Global Forum for Blood Safety: Patient Blood Management 14–15 March 2011, Dubai, United Arab Emirates. Concept paper. Geneva: World Health Organization; 2011 (www.who.int/bloodsafety/events/gfbs_01_pbm_concept_paper.pdf, accessed 5 February 2021).

目　录

第1章
基础生理学：血液、氧气和循环

要点

1. 血液是由以下成分组成的复杂系统：
   - 红细胞，其主要功能是向组织输送氧气。
   - 白细胞，其主要功能是抵抗感染，提供免疫力并破坏已入侵人体内的异物。
   - 血小板，其主要作用是促进血管壁损伤部位的凝血。
   - 血浆，其是非细胞的液体，含有许多重要的蛋白质、电解质和其他维持健康所必需的营养物质。
   - 血管内皮细胞，其与血液不断接触，是营养物质运输和止血所必需的。

2. 血液凝固是一个复杂的过程：
   - 一期止血，包括出血部位（血管壁）血小板活化和聚集。
   - 二期止血，它涉及两个级联的血浆蛋白途径的激活，以产生纤维蛋白，并在出血部位产生牢固的血凝块。
   - 纤溶，它限制了血凝块的最终大小，以防止血栓延伸到损伤部位以外。

   这些机制的失衡可导致过度出血（凝血功能障碍）或凝血（血栓形成）。

3. 血氧向组织的转运取决于以下因素：
   - 氧气从大气中充分扩散到血浆和红细胞内的血红蛋白中。
   - 充足的动脉血氧含量包括红细胞血红蛋白浓度及其与氧的饱和度。
   - 足够的心输出量确保动脉氧含量，以满足组织的代谢需求，维持有氧代谢。

   不能满足组织基于氧的代谢需求会导致休克，这可能威胁生命。

1.1 引言

人体是由骨骼和软组织结构组成的整合体，形成了在协调控制系统下工作的各种器官系统。这使得许多功能在非意识控制下得以实现。血液是一个精密的系统，包括多个间隙、细胞类型和生化介质等，所有这些都与其他器官系统紧密相连，并且相互依赖。对血液成分和功能的基本了解，对于全面了解健康以及血液和血液制品在疾病治疗中的使用至关重要。

学习效果

在学习了这一章之后，你将能够描述：

1. 血液及其成分的含量和功能。

2. 血液生理。

3. 凝血和止血。

4. 机体的氧供。

1.2 体液和间隙

血液向组织提供营养和清除废物方面的关键作用，依赖于人体一个复杂的体液和间隙的网络，其中包括各种物质的主动或被动扩散。

水是机体内最主要的成分，占成人体重的近 60%，在儿童为 80% 以上。体重剩余部分由蛋白质、脂肪、糖和矿物质组成，且其分布于水中而形成体液[1]。

体液主要存在于两个间隙中：

1. 细胞内间隙（intracellular fluid compartment，ICF）：这是细胞内液体所处的特定区域，约占体重的 40%。

2. 细胞外间隙（extracellular fluid compartment，ECF）。细胞外间隙又分为 2 种：

● 血管内空间：血液和血浆被限制在血管系统内循环，约占体重的 8%～10%。

● 间质间隙：存在于血管外和细胞周围的组织间液，包围并浸泡着器官细胞，约占体重的 15%。

图 1.1 显示了这些隔间的结构，包括它们通常存在的比例以及它们彼此分离的机制。

每个间隙中的液体在维持健康方面发挥特定的功能。这些流体和膜的差异，共同促使在膜之间实现液体成分的基本运动，以满足器官的需要。

体液交换的机制包括：

1. 弥散：这是指离散物质通过浓度梯度（从高浓度到低浓度）在间隙之间的运动。

2. 滤过：静水压力使流体通过膜进行过滤。

3. 主动转运：膜内存在着主动移动物质穿过膜的机制。

4. 渗透：这是水被动地进入一个具有高浓度不渗透物质的间隙，但水可以自由渗透。膜两侧这些不渗透物质的浓度决定了水运动的程度和方向。

表 1.1 提供了主要间隙内各种电解质和蛋白质的含量比较。

虽然血浆和组织间液十分相似，但它们的蛋白质含量却有很大的差异。此外，从表 1.1 可以看出，ICF 与 ECF 的两个组成部分有显著不同。ECF 中的主要蛋白质是白蛋白。它主要存在于血管腔内，因此被称为血浆蛋白。白蛋白和其他 ECF 蛋白相对较大，细胞膜对其不通透。ICF 还包含比血浆中更多种类的蛋白质，且它们的浓度较高。这些蛋白质大多数体积过大，无法通过细胞膜。

图 1.1　体液间隙的结构

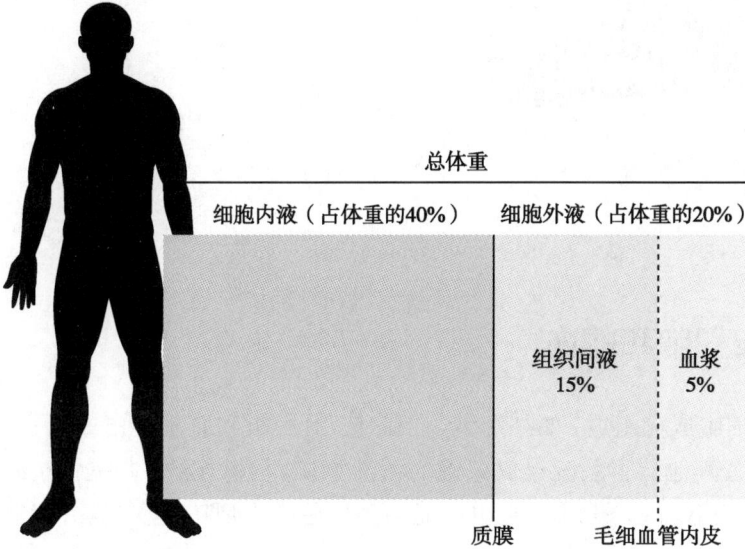

总体重

细胞内液（占体重的40%）　　　细胞外液（占体重的20%）

组织间液
15%　　　血浆
5%

质膜　　　毛细血管内皮

表 1.1　主要间隙内电解质及蛋白质含量比较

	血浆 /（mmol·L^{-1}）	组织间液 /（mmol·L^{-1}）	细胞内液 /（mmol·L^{-1}）
Na$^+$	142	144	10
K$^+$	4	4	160
Ca^{2+}	2.5	1.25	1.5
Mg^{2+}	1	0.5	13
Cl$^-$	102	114	2
HCO$_3^-$	26	30	8
PO$_4^{3-}$	1	1	57
SO$_4^{2-}$	0.5	0.5	10
有机酸	6	5	0
蛋白质	16	2	55

　　胶体渗透压是由血管内血浆（血液 / 液体）中的蛋白质（尤其是白蛋白）引起的一种渗透压。它排挤水分子，因此在毛细血管的低压静脉端，水分子会重新进入循环系统，从而在局部形成水分子的相对缺乏。它具有间质胶体渗透压相反的作用，即静水血压推动水和小分子从血液中进入毛细血管动脉端间质间隙。这些相互作用的因素决定了血浆和血流外较大的细胞外水量之间的分配平衡。图 1.2 说明了毛细血管中静水力和张力的平衡，这有助于液体和营养物质进出组织。

　　ICF 也受到水量的调节，这也主要依赖于渗透力。然而，与主要依赖于蛋白质的 ECF 不同，ICF 主要依赖于钠和钾浓度的差异，这是由位于细胞膜上的泵主动控制的。

图 1.2　毛细血管静水压力和张力平衡示意图

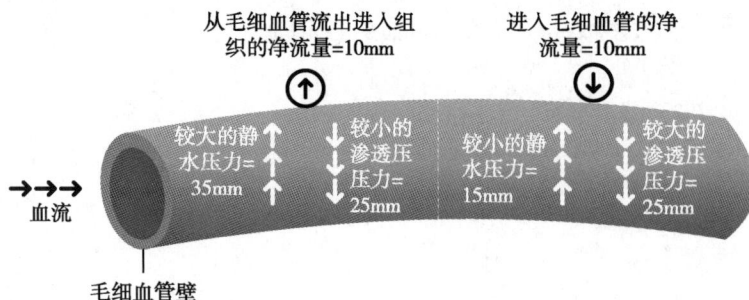

1.3　血液、血小板、血浆、内皮细胞和凝血

血液由复杂而综合的多种细胞和非细胞成分组成,如红细胞、白细胞、血小板和血浆蛋白等,具有独特的生物化学特征。这使它能够为所有其他器官系统提供关键的营养物质,清除废物,并提供抗感染和凝血等挽救生命的功能。同样,与其他器官系统类似,它也可能因多种原因出现功能紊乱,并可能受到损伤和导致衰竭。

红细胞

红细胞是循环血液的主要细胞群,约占总循环血容量的 40%～45%,主要功能是从肺部吸收氧气并将其输送到全身的组织。在红细胞生成素激素刺激下由骨髓中多能干细胞产生,红细胞从骨髓进入循环系统后,其寿命约为 120 天。红细胞衰老后通过肝脏和脾脏网状内皮系统被清除。红细胞通过血红蛋白分子来实现它们的主要功能,即输送和释放氧气,前者与体内铁代谢密切相关。血红蛋白是一种蛋白质,它有两对肽链,每个肽链都包含铁环。对于成人血红蛋白,其中一对多肽是 α 链,另一对是 β 链。这 4 个链或亚基中的每 1 个都能够可逆地与 1 个氧分子结合,故 1 个血红蛋白分子可结合 4 个氧分子。

以每分升克数(g/dL)为单位测量,成年男性和女性血红蛋白的典型含量分别约为 13g/dL 和 12g/dL。

白细胞

骨髓和淋巴组织也产生白细胞,在总循环血量中的占比不到 1%。然而,它们在对抗感染,识别、破坏和清除进入人体的异物方面起着至关重要的作用。它们还有助于在自然接触或计划免疫后形成对感染的免疫和抵御能力。

这些功能是由异质性的白细胞群体执行的。白细胞家族的种类和百分比如下:

- 中性粒细胞(55%～73%)。
- 淋巴细胞(20%～40%)。
- 嗜酸性粒细胞(1%～4%)。
- 单核细胞(2%～8%)。
- 嗜碱性粒细胞(0.5%～1%)。

白细胞通常以每微升(μL)或立方毫米(mm³)的数量进行测量和报告。

血小板

血小板是由骨髓中的巨核细胞产生的小碎片，其主要功能是对血管壁的损伤作出反应，特别是可能导致出血的损伤。血小板黏附在受损的血管壁上，并释放一些参与凝血过程的介质和酶。血小板是血块的主要组成部分，并与纤维蛋白结合在一起，它们能够收缩，这是一种加固血块的机制。血小板计数以每微升血液所含有的数量来定量。

微循环和内皮细胞

血液中一个重要但被忽视的方面是内皮和微循环的作用，这对于确保将氧气等营养物质输送到组织，以及凝血至关重要。微循环及其内皮细胞的覆盖面积估计可达 7 000m^2[2]。单个的微循环单元由小动脉、毛细血管床和毛细血管后小静脉组成。它的作用是确保充足的氧气和其他营养物质输送到组织，以及消除新陈代谢产物。估计成人有 $1×10^{13}$ 个内皮细胞，这些细胞始终暴露在血液中。因此，对血液的改变不可避免地会以某种方式影响血管系统。内皮细胞的损伤可通过 3 种主要机制导致不良并发症：细胞间通透性增加、止血功能失调和炎症反应[3]。

凝血

凝血是一个复杂但精细协调的过程，用于维持血管系统内流向组织的重要血液流动，并在血管系统受伤时预防和减少出血。这个过程涉及细胞和非细胞成分的有机整合，被称为止血。该系统的失衡是许多原发性出血和凝血障碍以及一些疾病和损伤引起出血和凝血并发症的主要原因。

凝血和止血可分为 3 个主要过程[4]：

1. 一期止血：当损伤和出血时，血管内皮受损最先参与止血过程。这一过程包括受损血管的血管收缩以减少血流，并使特定的蛋白质和结构，如胶原、微纤维和基底膜，暴露在损伤部位，促进血小板附着。血小板黏附刺激释放多种介质，促进血管进一步的收缩和在损伤部位进一步聚集循环中的其他血小板，形成初期血小板栓子，最终形成包含红细胞的血小板栓子。

2. 二期止血：与一期止血同时发生，一个重要的无细胞网络和特定血浆蛋白结合磷脂和钙离子途径的激活参与了血栓的形成，包括内源性和外源性两种途径。

内源性途径，或称为接触激活途径，是通过多个凝血蛋白与受损血管壁上的裸露胶原接触而将其激活而触发的。

外源性途径，或称为组织因子途径，是通过从受损的血管壁释放组织因子而被激活。这两条途径的共同激活导致级联的酶促反应，最终导致激活凝血酶的共同途径。这导致可溶性纤维蛋白原转化为不溶性纤维蛋白，然后掺入血小板栓子中，使其强化，从而成为纤维蛋白凝块。

3. 纤维蛋白溶解：虽然纤维蛋白凝块的产生对止血至关重要，但限制凝块的生长以防止损伤部位以外的血栓形成同样至关重要。这一纤溶或血块去除过程通过多种机制发生，包括：

● 血液流过凝块，去除额外激活的凝血因子。

● 激活使凝血因子失活的蛋白质。

● 由特定酶（如纤溶酶）在一段时间内主动降解凝块。

图 1.3 提供了凝血过程的概览。虽然它通常是一个非常平衡的过程，但重大打击，如严重的创伤出血或严重的炎症、败血症，可导致剧烈的改变，从而产生极端的反应，如高纤溶或血栓形成[5-6]。

图 1.3   凝血过程概览

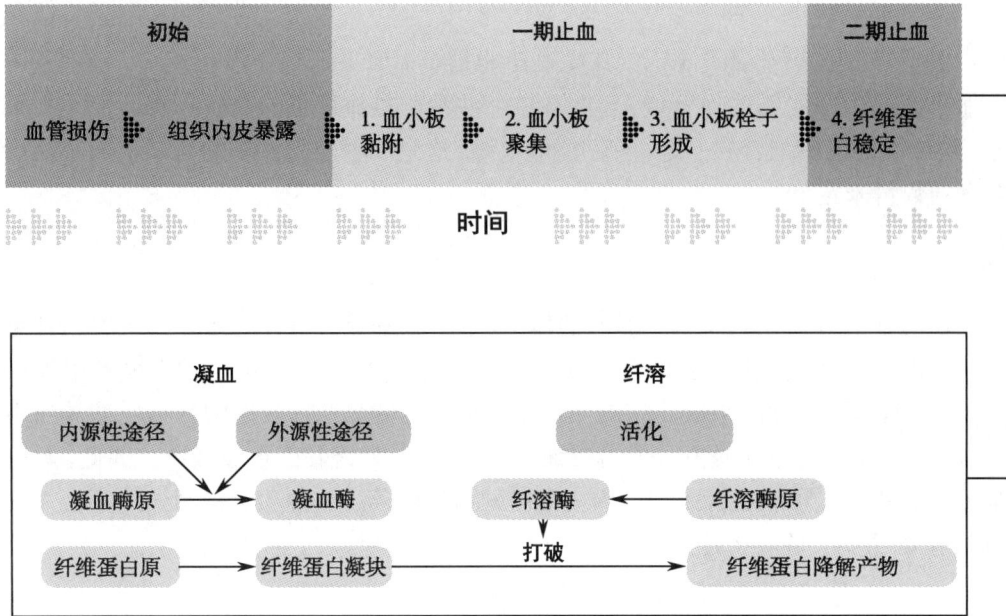

1.4   机体供氧中血液的作用

血液及其成分的主要功能是为组织提供营养,清除组织中的废物,维持止血并协助对抗感染。这些功能的关键是持续的氧气供应,确保维持生命所需的新陈代谢。

氧气运输[7]

- 氧气从肺转运至血浆。
- 氧气与红细胞中的血红蛋白结合。
- 氧气被输送到微循环,在微循环中释放到组织中被利用。

空气主要由氧气、氮气和少量其他气体(如二氧化碳)混合而成。每一种气体对大气总压力的贡献与其浓度成正比。在海平面处(760mmHg 或 101kPa),空气中含有约 21% 的氧气(160mmHg 或 21kPa),其余主要是氮气(接近 79%)。

当空气到达肺泡时,氧气扩散到血浆中,氧分压水平降低。上呼吸道的空气湿化、空气向肺泡的转移以及血液中的二氧化碳从血浆向肺泡的扩散使氧分压从 160mmHg 降低到 100mmHg(13.3kPa)。

虽然这是一个显著的下降,但这个氧分压仍然高于从机体返回肺部的肺毛细血管静脉血中的氧分压,后者在静息状态下平均只有 40mmHg(5.3kPa)。肺泡中的氧分压与肺毛细血管中的氧分压之差,导致氧气迅速从较高的压力梯度向较低的压力梯度进行扩散转移至血浆中。

在没有任何肺泡屏障如感染、水肿或其他原因损伤的情况下,肺泡氧分压和离开肺泡的动脉毛细血管血液之间几乎完全达到平衡。

血液中氧气的主要载体是存在于红细胞中的血红蛋白分子。当氧气从肺泡扩散到血浆时,它迅速进入红细胞,与血红蛋白结合,直到几乎完全饱和(98mmHg 或 13kPa)。当完全饱和时,每克血红蛋白可以携带 1.36mL 的氧气。因此,在血红蛋白水平为 15g/dL 的个体中,如果血红蛋白被氧气完全饱和,每分升血液将携带近 20mL 的氧气。然而,血浆是一种非常差的载氧体。当呼吸 21% 的氧气时,每

100mL 血浆中仅溶解 0.3mL 氧气。

　　血浆中氧分压与血红蛋白氧饱和度之间的关系可以用氧合血红蛋白解离曲线来描述(图 1.4)。这条曲线代表了血红蛋白独特的协同氧结合特性,以及血浆和血红蛋白之间存在的浓度驱动的扩散梯度。这些因素的结合造成了曲线的非线性。P50 是血红蛋白含氧饱和度达到 50% 时的氧张力。血红蛋白 P50 为 26.7mmHg。由于氧气在组织水平上不断被利用,组织中的氧分压明显低于毛细血管中的氧分压。因此,氧气会沿着压力梯度从毛细血管扩散到组织中。

图 1.4　氧合血红蛋白解离曲线

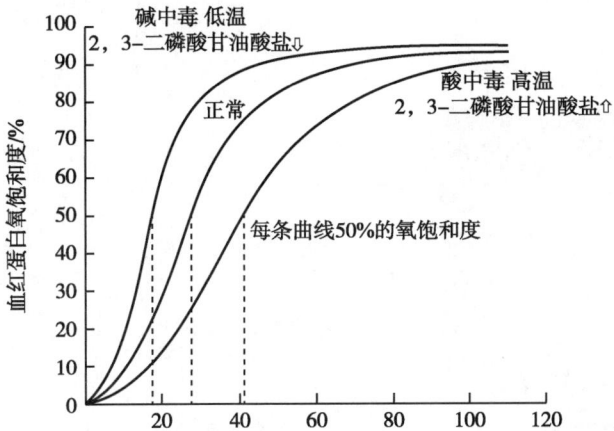

　　pH、CO_2 分压、温度和 2, 3- 二磷酸甘油酸(2, 3-DPG)等几个重要因素可以使该曲线左移或右移,并在多种疾病过程中发挥重要作用。曲线左移,降低了血红蛋白的 P50,从而提高了氧与血红蛋白结合的亲和力。曲线右移使血红蛋白的 P50 增加,从而降低了氧与血红蛋白结合的亲和力,有利于其释放到组织中。

氧向组织的转运

　　通过组织的氧输送(oxygen delivery,DO_2)和氧消耗(oxygen consumption,VO_2),均以 mL/min 为单位,两者之间的关系对于我们了解从血液到组织中的氧运输是很重要的。

　　DO_2 由以下等式确定:

　　动脉血氧含量(CaO_2)× 心输出量(CO)

　　其中 CaO_2(mL/dL 血液)=(1.34×[Hb]×SaO_2)+(0.003×PaO_2)

　　1.34= 每克饱和血红蛋白结合氧气的体积(mL/g)

　　[Hb]= 血红蛋白浓度(g/L)

　　SaO_2= 氧饱和血红蛋白百分比(以分数表示)

　　0.003= 氧气在血浆中的溶解度系数(mL·dL^{-1}·$mmHg^{-1}$ 或 kPa)。氧分压每升高 1mmHg,溶于 100mL 血浆中的氧气将增加 0.003mL。

　　PaO_2= 动脉血氧分压(mmHg 或 kPa)

　　由于每 100cm^3 血浆只携带 0.3mL 氧,它对总 DO_2 的贡献可以忽略不计,因此它经常被从方程中删除。

　　心输出量(cm^3/min 或 L/min)是心率和每搏输出量的乘积,受到机械、血管和神经激素的综合影响。必须重视的是,每搏输出量(每个心跳从心脏泵出的血液量)是由前负荷(进入心脏的血量)、后负荷(心脏必须克服的动脉阻力)和收缩力(心脏的收缩程度)共同决定的。

VO_2 由下式决定：

$$CO \times (CaO_2 - CvO_2)$$

其中 CvO_2 的计算类似于 CaO_2，只是在计算中使用了来自肺动脉的混合静脉血红蛋白饱和度（反映整体体循环的回流）。平均而言，在静息条件下，成年人每分钟会消耗大约 $200 \sim 250 cm^3$ 氧气。这代表可用氧的提取量约为 25%～30%，导致动脉血红蛋白氧饱和度为 95%～99%，而混合动脉血红蛋白氧饱和度为 70%～75%。图 1.5 显示了全身氧气输送的概述。

图 1.5   全身氧气输送概述

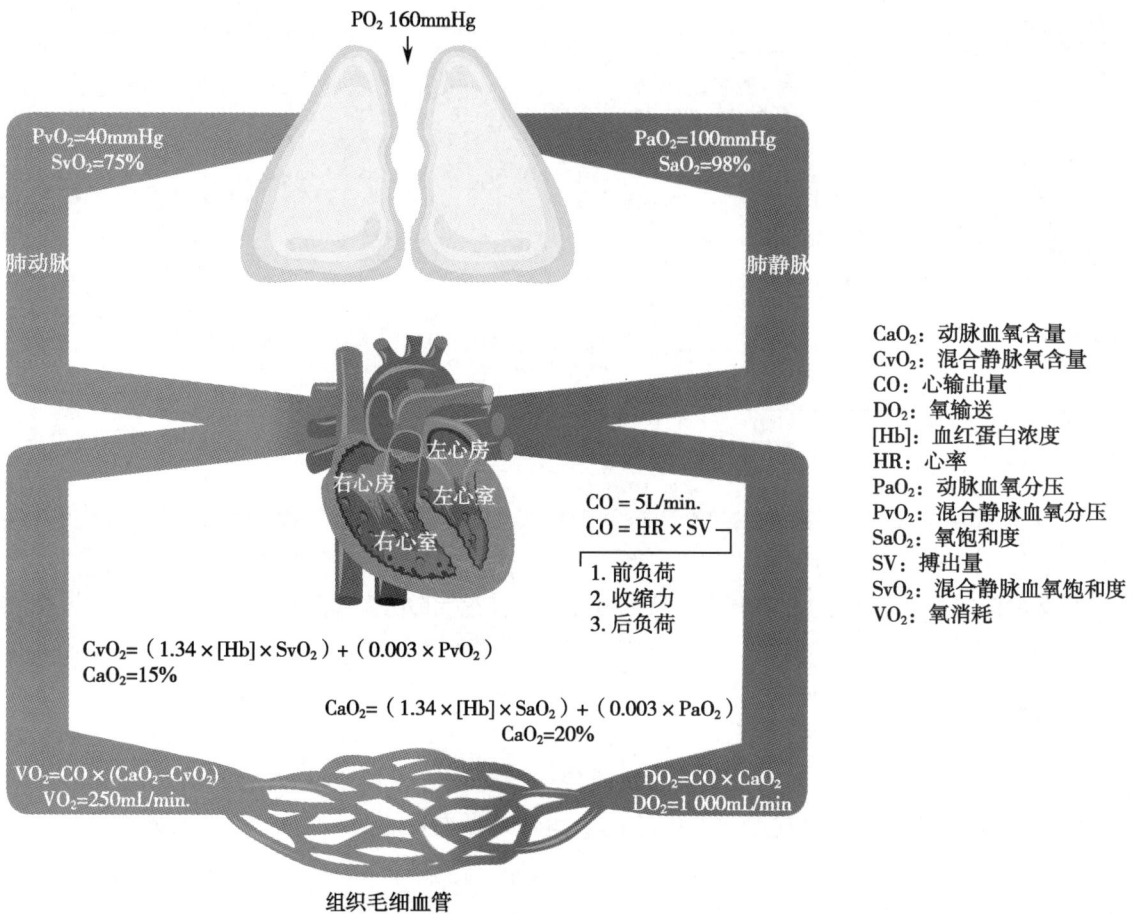

利用上述的方程，可以清楚地了解特定的病理变化，是如何单独或联合导致 DO_2 减少的。当然，调节 DO_2 的每个组成部分的程度是有限的。例如，增加血红蛋白浓度超过 $15g/L$ 以提高 CaO_2，由于微循环层面的流变学挑战以及心脏能处理的最大血量而达到极限，超过这个极限心脏可能会衰竭。表 1.2 列出了 DO_2 和 VO_2 的主要影响因素，它们可以根据具体情况对两者的平衡产生有利或不利的影响。

表 1.2   氧输送（DO_2）和氧消耗（VO_2）平衡的主要影响因素

↑ VO_2	↓ DO_2	↑ DO_2	↓ VO_2
压力	↓ SaO_2	↑ SaO_2	低温
疼痛	↓ 血红蛋白	↑ 血红蛋白	麻醉
高热	↓ 心输出量	↑ 心输出量	
寒战			

休克是死亡的主要原因，常需输血治疗。休克的传统概念是组织氧供低于组织氧代谢的需求。图 1.6 展示了 DO_2 和 VO_2 之间的双相关系。随着 DO_2 的减少，VO_2 可能由于组织水平摄取的氧的比率（氧摄取率，OER）增加而保持恒定，这反映在组织中血红蛋白氧饱和度（SvO_2）的降低中。然而，随着 DO_2 的持续下降，最终会到达一个阶段，OER 将不能满足组织 VO_2 需求，从而导致呈现 DO_2 依赖性 VO_2 状态。在临界 DO_2 状态下，组织从有氧代谢转变为无氧代谢，此时 VO_2 直接依赖于 DO_2。与此同时，缺氧水平开始积累，缺氧造成的乳酸水平增加。这种缺氧是 VO_2 相对于基线的变化，是基础 VO_2 和达到临界 DO_2 后特定时间点的 VO_2 之间的差。随着时间的推移，这种量化的氧气赤字就形成了氧债[8]。

图 1.6　氧输送（DO_2）和氧消耗（VO_2）之间的双相关系

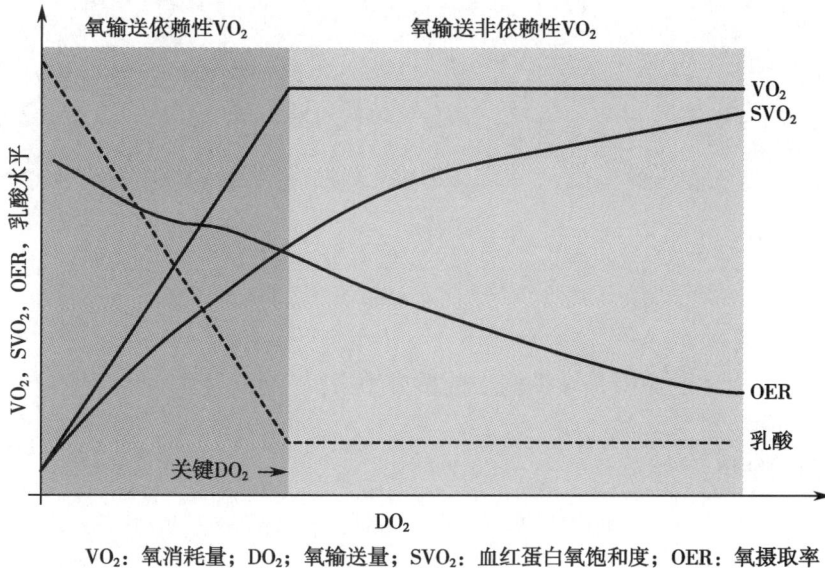

VO_2：氧消耗量；DO_2：氧输送量；SvO_2：血红蛋白氧饱和度；OER：氧摄取率

氧债与再灌注损伤、炎症和酸中毒的程度有关。氧债的程度（大小和持续时间）会对机体造成显著影响。再灌注损伤、炎症和酸中毒又会造成内皮损伤和凝血障碍的发展。凝血障碍可能发生在严重出血、其他形式的休克以及器官衰竭中[9]。

参考文献

1. Pain RW. Body fluid compartments. Anaesth Intensive Care. 1977;5:284–94.
2. Aird WC. Endothelium as an organ system. Crit Care Med. 2004;32(5 Suppl):S271–9.
3. Aird WC. Endothelium and haemostasis. Hamostaseologie. 2015;35:11–6.
4. Versteeg HH, Heemskerk JW, Levi M, Reitsma PH. New fundamentals in hemostasis. Physiol Rev. 2013;93:327–58.
5. White NJ, Ward KR, Pati S, Strandenes G, Cap AP. Hemorrhagic blood failure: Oxygen debt, coagulopathy, and endothelial damage. J Trauma Acute Care Surg. 2017;82(6S Suppl 1):S41– S49.
6. Hess JR, Brohi K, Dutton RP, Hauser CJ, Holcomb JB, Kluger Y, et al. The coagulopathy of trauma: a review of mechanisms. J Trauma-Inj Infect Crit Care. 2008;65:748–54.
7. Pittman RN. Regulation of tissue oxygenation. San Rafael (CA): Morgan & Claypool Life Sciences; 2011.
8. Barbee RW, Reynolds PS, Ward KR. Assessing shock resuscitation strategies by oxygen debt repayment. Shock. 2010;33:113–22.
9. Bjerkvig CK, Strandenes G, Eliassen HS, Spinella PC, Fosse TK, Cap AP, et al. "Blood failure" time to view blood as an organ: how oxygen debt contributes to blood failure and its implications for remote damage control resuscitation. Transfusion. 2016;56 Suppl 2:S182–9.

2

第2章
贫 血

要点

1. 预防、早期诊断和治疗贫血及引起贫血症的原因是减少输血的重要手段。

2. 贫血是以下一个或多个因素作用的结果：
   - 红细胞丢失增加。
   - 正常红细胞产生减少。
   - 红细胞破坏增加。

3. 当贫血导致供氧量减少不能满足患者需要时，其临床意义就变得格外重要。

4. 贫血治疗的原则：
   - 积极治疗原发病。
   - 评估贫血的临床后果（患者储备、失代偿）。
   - 改善氧气运输系统的各个组成部分，以增加组织供氧。
   - 有症状的贫血患者才应考虑输血。

2.1　引言

当发生贫血时,机体将出现多种生理变化。这些变化都是机体对贫血的代偿性反应,主要目的是在一定限度内保证组织供氧。本章的主要目的是探究这些补偿机制,当贫血得到正确的治疗时,这些代偿机制也可以得以增强,从而可能完全避免输血。

学习效果

当完成本章的学习后,你应该学会:

1. 能叙述贫血的定义和区别正常血红蛋白范围和血红蛋白参考范围。
2. 概述一些常用的检测患者红细胞和血红蛋白浓度的方法。
3. 识别影响患者血红蛋白浓度的因素及可能影响你对血红蛋白浓度解释的因素。
4. 概述贫血的主要原因。
5. 描述贫血所产生的后果及伴随的代偿性变化,尤其是急性或慢性失血时的变化。
6. 概述贫血的治疗原则。
7. 概述人群中预防贫血的措施。
8. 理解个体患者红细胞输注阈值的建议。

2.2　定义

贫血

贫血的定义为,考虑到年龄、性别、妊娠和种族等因素,机体的血红蛋白浓度低于预期值。

因此,此定义需在个体血红蛋白浓度和预期值之间作比较。如要了解患者预期的血红蛋白浓度,需参考以下两个血红蛋白值范围中的一个:

- 血红蛋白正常值范围。
- 血红蛋白参考值范围。

血红蛋白正常范围

正常血红蛋白范围是指在有代表性的健康人中的血红蛋白浓度的分布(图 2.1)。因此,理论上它可能是世界范围内健康人群的标准指标,仅随年龄、性别、妊娠和居住海拔而变化。

图 2.1 显示了 WHO 提出的定义健康人的正常 95% 范围和标准,需要注意,一些看起来正常和健康的个体的值会超出此范围(<5% 的正常个体)。例如,对于“正常”血红蛋白水平已发表数值表明,即使许多成年女性的血红蛋白水平低于 12g/dL(表 2.1),但仍应被视为正常。

图 2.1 健康人血红蛋白的分布

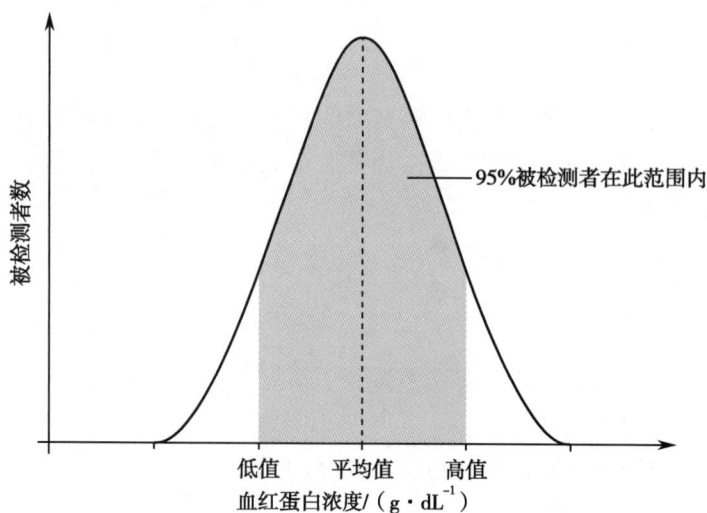

平均值

低值 高值

血红蛋白浓度/（g·dL⁻¹）

被检测者数

95%被检测者在此范围内

表 2.1 WHO 建议的贫血参照表（基于海平面水平的正常血红蛋白范围）（单位：g/dL）

年龄和性别	正常血红蛋白浓度范围	Hb 值*，低于此值为贫血
足月新生儿	13.5～18.5	13.5（HCT 34.5）
2～6 个月	9.5～13.5	9.5（HCT 28.5）
6 个月～5 岁	11.0～14.0	11.0（HCT 33.0）
5～12 岁	11.5～15.5	11.5（HCT 34.5）
12～14 岁	12.0～15.0	12.0（HCT 36.0）
成年男性	13.0～17.0	13.0（HCT 39.0）
成年女性（非妊娠期）	12.0～15.0	12.0（HCT 36.0）
成年女性（妊娠期）		
0～12 周	11.0～14.0	11.0（HCT 33.0）
13～28 周	10.5～14.0	10.5（HCT 31.5）
29 周～足月	11.0～14.0	11.0（HCT 33.0）

HCT，血细胞比容。

*用这些值可简单地判断是否贫血，经常作为诊断和治疗的阈值，但并不是输血的指征。

血红蛋白参考值范围

血红蛋白参考值范围为在一特定人群中血红蛋白浓度的分布，该人群也称参考人群。这是以一组人群的抽样血红蛋白值来代替整个人群的方法（表 2.2）。

表 2.2 非妊娠期女性参考范围示例（单位：g/dL）

非妊娠期女性参考值	范围	均值
印度，德里	6.3～14.8	10.5
布基纳法索	9.4～15.0	12.2

如果参考人群主要由健康个体组成，则参考范围将与正常血红蛋白范围相似。如果参考人群患有影响血红蛋白浓度的疾病，如缺铁、疟疾或遗传性血红蛋白病，参考值范围将低于正常范围。

参考血红蛋白范围有助于发现特定人群中的贫血,并采取恰当的公共卫生措施。在同一人群中反复测定参考值范围也能帮助检验这些方法的有效性。

当血红蛋白参考范围与正常范围差异较大时,不能作为诊断和治疗单个患者的依据,此时仅能采用正常血红蛋白范围。

2.3　血红蛋白浓度和血细胞比容的检测

血红蛋白浓度

除了贫血的临床特征外,在决定患者是否需要输血时,对患者的血液样本进行准确的血红蛋白测量也是必要的。

许多测定血红蛋白浓度的实验方法在技术上能为临床提供可靠的结果。但是,除方法本身外,其检测结果的可靠性仍依赖于熟练的实验室操作、检验人员培训、标准的操作步骤的应用、常规的校准和仪器的维护等因素。另外,正确地应用内部质控对照及外部质评标本非常重要。

表 2.3 总结了一些常用的血红蛋白测量方法。

表 2.3　血红蛋白的测量方法

方法	评价
使用分光光度计或光电比色计方法 　血红蛋白氰化物测定 　氧合血红蛋白测定	需要电池或电源供应光学设备,需要维护、校准、备件和培训使用者
直读式血红蛋白计	—
硫酸铜法	仅适用于筛查献血者

血细胞比容或红细胞压积

测定血细胞比容或红细胞压积(PCV)是一种用来估计血液中红细胞浓度的替代性方法。PCV 即由抗凝毛细管中的少量血样经离心后,测量沉积红细胞的体积占总容量的百分比。

血细胞比容测定是一种等效的测定方法,能从自动血液分析得到的红细胞指数计算出来。

临床使用中,"血细胞比容"和"红细胞压积"两种名称可以互换使用。

特定样本血细胞比容和血红蛋白浓度的关系受红细胞的大小和血红蛋白含量多少的影响。血细胞比容(%)基本等于血红蛋白浓度的 3 倍。血细胞比容的值见表 2.1。

2.4　具有临床意义的贫血

可简单地通过比较其血红蛋白浓度与正常值或参考值范围,判定一个患者是否贫血。但要了解贫血是否具有临床重要性,则需要对患者的体征和症状进行详细地评估。

组织的供氧同时取决于:

- 血红蛋白氧饱和程度。
- 心输出量。

因此,不能孤立地看待血红蛋白浓度的变化,还要看其他影响供氧的变量相应引起的变化和异常。

2.5   血红蛋白值的解释

血红蛋白值是浓度的测量指标,反映了在固定体积血液中血红蛋白的量,其单位以 g/dL 或 g/L 表示。在本章中,所有血红蛋白值均以 g/dL 表示。血红蛋白值本身依赖于:

- 循环中所有红细胞中血红蛋白的数量。
- 血容量。

这两种因素中的任何一个发生改变都会影响血红蛋白浓度。如妊娠时,由于血浆容量的增加导致明显的贫血,但是总的血红蛋白数量没有减少,这称为血液稀释。由于血液总的携氧能力没有改变,因此不是病理状态。

血液稀释:降低血细胞比容(红细胞压积)。急性血液稀释是由红细胞丢失和晶体或胶体输注取代引起的。

相反,如果血浆容量减少而血红蛋白的数量不变,则很明显会出现高于预期的血红蛋白浓度,这被称为血液浓缩。如严重脱水时,可能出现这种情况。需根据患者情况考虑其他相关因素,才能确定血红蛋白浓度的意义,这样可避免被误导(图 2.2)。

图 2.2   血浆和血红蛋白的相关变化

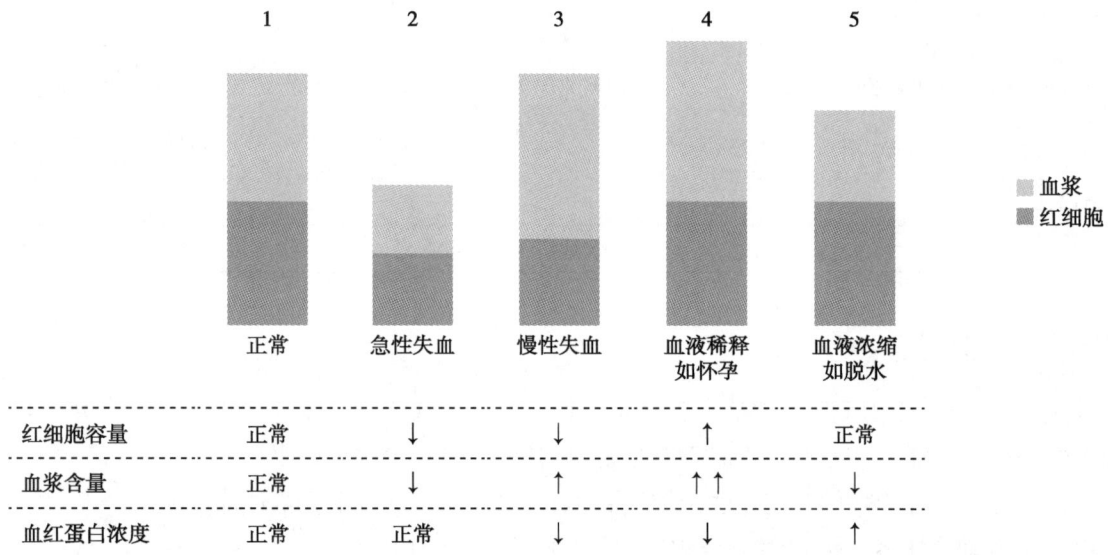

	正常	急性失血	慢性失血	血液稀释 如怀孕	血液浓缩 如脱水
红细胞容量	正常	↓	↓	↑	正常
血浆含量	正常	↓	↑	↑↑	↓
血红蛋白浓度	正常	正常	↓	↓	↑

柱状图 1:代表正常情况。

柱状图 2:患者在很短时间内失血过快,红细胞和血浆同时丢失,但血红蛋白浓度可能维持于正常范围。

柱状图 3:为数周或数月内的慢性失血所致,机体出现正常的代谢反应,扩充血浆容量以维持总的血容量。但是由于红细胞丢失,因此血红蛋白浓度降低。

柱状图 4:为血液稀释后的结果。此图可见于大量静脉液体补充的患者或正常妊娠时。

柱状图 5:为脱水后的结果。红细胞没有丢失,但血容量减少,因此血红蛋白浓度高于正常。

2.6   贫血的原因

贫血本身并不是一个诊断,而是一个或多个疾病的表现。表 2.4 对可能引起贫血的过程进行了简单的分类。

表 2.4　贫血的原因

红细胞丢失增加（网织红细胞增多）	
失血	
急性失血	创伤、手术、产科出血、胃肠道出血等
慢性失血	寄生虫感染、恶性肿瘤、炎症等引起的胃肠系统、泌尿系统或生殖系统慢性出血
红细胞破坏增加（溶血）	
红细胞内在因素引起的溶血	红细胞膜缺陷（先天性球形红细胞增多症）
	红细胞酶缺陷（G6PD 缺乏、丙酮酸激酶缺乏）
	血红蛋白病（地中海贫血，HbS）
	获得性红细胞膜缺陷症（PNH）
红细胞以外因素引起的溶血	红细胞抗体（ABO、Rh 和其他红细胞不相容；自身抗体）
	化学品（药物、毒液、砷、铅）
	机械性（热 / 烧伤、人工心脏瓣膜、DIC、恶性高血压）
	脾功能亢进
	感染（例如疟疾、梭菌）
正常红细胞生成减少（低增生性贫血）	
正色素正细胞性贫血（骨髓抑制红细胞生成）	
促红细胞生成素形成减少	慢性肾功能衰竭
	甲状腺功能减退
	慢性炎症疾病
骨髓衰竭	转移癌（前列腺、乳腺、肺、肾）
	造血组织恶性肿瘤（淋巴瘤、多发性骨髓瘤、白血病）
	接触药物（如氯霉素）、有毒化学物质（如铅）、辐射或化疗
	其他原因（再生障碍性贫血、骨髓纤维化、骨髓增生异常综合征）
正常红细胞生成减少（低增生性贫血）	
小细胞低色素性贫血（血红蛋白合成减少）	
血红素合成减少	缺铁
	慢性病性贫血
	卟啉合成异常，如铁粒幼细胞贫血
珠蛋白合成异常	地中海贫血
大细胞高色素性贫血（网织红细胞减少）	
巨幼红细胞性贫血 维生素 B_{12} 缺乏	饮食摄入不足（素食者、纯素食者）
	吸收不良
	内因子缺乏（恶性贫血、胃切除术、腐蚀性化学物质或恶性浸润对胃上皮的损伤）
	细菌过度增长综合征（盲襻综合征）
	回肠病变（结核、淋巴瘤、热带性腹泻）
叶酸缺乏症	摄入不足（酗酒、饮食不良）
	吸收不良（克罗恩病、肠淋巴瘤、苯妥英治疗）
	叶酸需求增加（妊娠、溶血性贫血、剥脱性皮炎）
	服用叶酸拮抗剂（甲氧苄啶、甲氨蝶呤、齐多夫定）
非巨幼红细胞贫血（正常维生素 B_{12} 和叶酸，需骨髓检查以作进一步诊断）	骨髓增生异常综合征
	再生障碍性贫血
	直接骨髓损伤破坏造血组织

　　G6PD，葡萄糖 -6- 磷酸脱氢酶；HbS，血红蛋白病；PNH，阵发性睡眠性血红蛋白尿；DIC，弥散性血管内凝血。资料来源：纳米比亚血液和血液制品临床应用指南（GACUB）。

缺铁性贫血是全世界最常见的贫血原因。了解铁代谢的基本机制对于贫血的预防、诊断和治疗至关重要。

铁的代谢

铁是人体细胞必需的营养物质。人体中的铁绝大多数贮存在血红蛋白中。铁在小肠吸收，在血液中被载体蛋白（转铁蛋白）转运并以铁蛋白的形式贮存在骨髓、肠道、肝脏和脾脏等细胞中。人体除了通过失血和少量通过脱落的皮肤和肠道细胞排出，缺乏有效的排泄铁的机制。

机体铁平衡的生理调节是依靠小肠吸收铁的细微改变和富含铁的饮食来实现的（表2.5）。

表2.5　铁的吸收（单位：mg/d）

性别	铁的日常丢失	铁的最大吸收量
男性	1	1～2
月经期女性	1.5	1～2
妊娠期女性	2	1～2

正常成人体内铁含量为4～5g，其中约2.5g在红细胞中。铁是血红蛋白氧结合位点的一部分，因此对机体供氧非常重要。由于红细胞结束其正常的生命周期后即裂解，铁被释放并绝大部分被机体回收，是机体所需铁的主要来源。在非缺铁的人群中，仅少量的铁被胃肠道（十二指肠和空肠）吸收。铁调素是一种肽类激素，是铁代谢的关键调节因子，主要在肝脏中合成。这种激素通过多种机制减少体内细胞外铁：

- 通过减少铁在肠黏膜细胞（肠上皮细胞）之间运输，降低膳食铁吸收。
- 减少铁从巨噬细胞（铁的主要贮存位点）中的排出。
- 减少铁从肝脏释放。

这3种机制均是通过减少跨膜铁转运蛋白来实现调节。在炎症等铁调素水平异常高的情况下，由于铁被储存在巨噬细胞和肝细胞中，以及肠道铁的吸收减少，血清铁水平下降。由于血清中铁的含量不足以供给红细胞的发育而通常导致贫血。当铁调素水平异常低，如血色病患者，由于过量铁蛋白介导的铁外流增加和肠道铁吸收增加，导致铁过载。

在发达国家，一个正常成年人日常食物摄入的铁量为10～15mg，其中1～2mg/d（5%～10%）被正常吸收。这些摄入量足以满足健康成年男性和非月经期女性的铁需求。然而，当铁需求因任何原因增加时，机体有限的贮存铁可被迅速耗尽。慢性或急性失血均使铁耗竭，例如，失血500mL可丢失250mg铁。如不予治疗，铁的储备需要数月时间来补足。

贫血的适应

第1章描述了呼吸和循环系统是如何与红细胞作用以维持组织的供氧。当失血或因其他原因出现贫血时，这些系统会尽力去代偿，以维持重要器官和组织的供氧。

患者的临床情况取决于：

- 产生这些代偿性反应的能力。
- 红细胞缺少的程度。
- 贫血出现的速度（数小时还是数月）。

红细胞或全血输注常用于治疗贫血和失血。然而，当其他治疗有效时，机体自身的代偿机制可维持足够的供氧从而避免输血。这些代偿机制简述如下。

2.7 急性失血导致的贫血

在急性失血或出血的患者中，循环系统中的血红蛋白总量降低同时伴有血容量丢失，称为低血容量症。相反，慢性贫血患者通常能够维持正常的血容量（图2.2）。

急性失血的结果

如第1章所述，组织的供氧依赖于氧气从肺部运输至血液，它以饱和血红蛋白的形式储存，并以此形态被运输及释放至各组织。足够的血红蛋白水平和有效的循环是氧气运输所必需的。

出血可通过降低以下方面来干扰这些过程：

- 从肺部向红细胞运送氧。
- 红细胞中的氧贮存。
- 氧运输及递送至组织。

氧气运输的减少

循环系统中血容量的丢失，或称之为低血容量症，会引起静脉回流至心脏血量的减少，然后导致心脏排出血量的减少和血压的降低。因此，组织的血流灌注降低，其氧气的运输量也相应减少。

氧气贮存量减少

红细胞的丢失导致体循环中总的血红蛋白含量减少，同时也使得血液对氧气总的贮存能力降低。

应当意识到，在急性出血的早期阶段，血红蛋白的测量结果也许不会明显低于正常水平，此时的血红蛋白含量不能作为失血量的可靠指标。这是因为血浆和红细胞同时从循环中丢失。只有当血浆容量通过代偿机制或液体治疗得以恢复后，血红蛋白浓度（或血细胞比容）才开始下降（图2.2）。

氧气转运量减少

心输出量的减少导致肺部血流量和肺泡通气量（肺泡无效腔）比例失调，引起肺毛细血管氧分压降低。随着氧分压的降低，循环中尚存的血红蛋白的饱和度同时降低。这进一步降低了血液的携氧能力。

因此，不受控制的大出血的后果是人体组织和器官的氧供不足，或称为组织缺氧。

急性失血的代偿性反应

任何组织都不能耐受长期的缺氧，因此机体对任何严重失血都会通过以下一些代偿机制迅速作出反应：

- 血浆容量的恢复。
- 心输出量的恢复。
- 循环系统代偿。
- 通气的增加。
- 氧解离曲线的变化。
- 激素变化。
- 血浆蛋白的合成。

血浆容量的恢复

由于心输出量和血压的降低，组织的毛细血管静水压也降低。因此，毛细血管中的渗透压和静水压之间的平衡会发生变化，导致水从组织间液流入血浆。这一机制有助于血浆循环容量的恢复。同时，水也从细胞内间隙移至组织间液。

心输出量的恢复

心输出量和心脏及大血管中压力的下降,被压力感受器感知,通过大脑内的血管运动中枢激活交感神经系统。交感神经作用于心脏,增加心率和增强收缩力,恢复心输出量。

循环代偿

急性出血时,交感神经也作用于机体组织和器官中的血管。引起小动脉收缩,尤其是在非主要的组织和器官,如皮肤、肠道和肌肉中血流减少,导致下列结果:

- 保证主要器官的血流灌注,大脑、肾脏和心脏。
- 恢复动脉血压。

此外,交感神经引起静脉收缩,使血液从静脉流入循环。由于静脉收缩增加静脉回心血量,这是在出血时恢复心输出量的另一重要机制。

通气的增加

血流的减少和缺氧导致许多组织和器官转向无氧代谢,产生大量乳酸。导致代谢性酸中毒,同时血液中氧分压降低,这些都被主动脉和颈动脉中的化学感受器感知。这些化学感受器刺激大脑中的呼吸中枢,使通气的深度和频率增加,以恢复血液中的氧分压。

氧解离曲线的变化

出血时,酸中毒导致氧解离曲线右移。这一结果使组织毛细血管中血红蛋白对氧气的亲和力降低,从而促使氧在组织中释放,增加组织对其的可利用性。

激素反应

出血引起了多种激素的分泌增加,但与其他代偿机制不同,它们的作用通常需要数小时或数天才显现出来。

1. 血容量下降时,脑垂体释放抗利尿激素(antidiuretic hormone,ADH),其主要作用是减少肾脏对水的排出,促使尿液浓缩,从而保持机体水分。抗利尿激素还引起血管收缩,有助于增高血压。

2. 出血时肾上腺产生的醛固酮水平也增高,这是由肾素-血管紧张素系统所触发。醛固酮作用于肾脏,促使机体保钠。合并抗利尿激素的保水功能,有助于恢复细胞外液的容量,尤其是增加循环血量。

3. 当出血引起低氧血症时,肾脏产生促红细胞生成素增加,刺激骨髓产生红细胞。这不是一个即时响应,但是几天后,将可以补充丢失的细胞。

4. 严重出血时,同样被释放的其他激素,也包含:

- 肾上腺类固醇。
- 儿茶酚胺类,如肾上腺素和去甲肾上腺素。

在机体严重出血时,这些激素通过执行补偿机制,如恢复血容量等,发挥着重要作用。

血浆蛋白的合成和转运

出血会导致血管系统中的血浆蛋白和血小板丢失。这可导致血浆渗透压的改变。尽管急性失血时已合成的白蛋白被迅速动员进入循环(6~12h内),但血浆蛋白水平(由肝脏合成)的完全恢复可能需要数日。大量失血和液体置换导致的凝血蛋白和血小板稀释可能会导致凝血障碍。

急性失血的临床特征

出血时的临床表现主要取决于失血的量和速度,但也依赖于患者上述补偿反应的能力。患者在失血时的代偿能力不同,因此临床表现可随之不同。老年或贫血患者出血,尤其是存在心肺疾病时,在同样失血的情况下,可较正常人更早表现出来。因此急性失血的临床征象可从轻微的低血容量症(通常在少量失血时表现为心率稍快)到大出血导致的出血性休克(框2.1)。

框 2.1　大出血的临床特征

失血性休克
- 口渴
- 面色发白,皮肤出汗冰凉
- 心动过速
- 血压降低
- 脉压下降
- 呼吸加速
- 烦躁或意识模糊
- 尿量减少

2.8　慢性失血导致的贫血

慢性失血时,如钩虫引起的胃肠道失血,血液会在长时间内持续流失。因此,会逐渐出现贫血。通常循环血量没有减少,可以维持正常血容量(图 2.2,第 3 列)。

慢性失血的后果

初始阶段机体可通过加快造血来进行代偿。但是,铁与红细胞同时丢失,最终导致体内贮存铁的耗竭。由于铁是血红蛋白的必需成分,其缺乏会导致正在产生的红细胞中血红蛋白水平的降低。

因此,慢性失血通常会导致血红蛋白合成障碍而表现为缺铁性贫血。红细胞变小(小细胞性)并且含铁量较少(低色素性)。由于红细胞中血红蛋白含量降低,血液的携氧能力就会降低。

慢性失血的代偿性反应

人体对慢性失血有以下代偿机制:
- 心血管代偿。
- 氧解离曲线的变化。
- 血黏度的改变。
- 激素反应。

心血管代偿

随着血液携氧能力的下降,组织可用的氧气量也会减少。组织通过扩张血管(血管舒张)以增加血供,从而维持足够的氧气输送量。组织血流的增加导致静脉回流增加,进而增加心输出量。

慢性失血和慢性贫血一般会通过增加心输出量来进行补偿。然而,在严重的慢性贫血时,心脏不能维持较高的心输出量需求,从而导致心力衰竭。

氧解离曲线的变化

慢性贫血时出现的另一个代偿反应是氧解离曲线右移,这可以降低组织毛细血管中血红蛋白对氧气的亲和力,从而促进氧气的释放和增加组织的获氧。这一移位主要是红细胞代谢物 2,3- 二磷酸甘油酸(2,3-DPG)增加导致。

血液黏度的变化

随着贫血患者体内红细胞数量的减少,血液的黏度也会降低。就会导致毛细血管的血液流动速度增加,以增强向组织的氧气输送。由于血液黏度降低,心输出量也往往会增加。

激素反应

慢性失血患者中也会出现许多与急性失血相同的激素反应，尽管其代偿程度要低得多。因此，如有足够的铁用来合成血红蛋白，促红细胞生成素就会刺激红细胞的产生，而血容量则由抗利尿激素和醛固酮的作用来维持。

慢性失血的临床特征

如果患者的机体代偿机制有效，在达到相对较低的血红蛋白浓度或患者因其他原因失代偿之前，慢性贫血患者很少表现出明显的临床症状或体征。然而，当存在以下情况时，其临床特征在早期即会很明显：

- 代偿能力受限，如伴有较重的心血管或呼吸系统疾病。
- 氧需求增加，如伴有感染、疼痛、发热或运动。
- 供氧进一步下降，如失血或肺炎。

2.9　其他原因引起的慢性贫血

有许多原因可导致贫血，如：

- 红细胞或血红蛋白产生减少。
- 红细胞破坏增加。

这些贫血的潜在原因包含：

- 营养不良。
- 感染。
- 恶性肿瘤。
- 自身免疫性疾病。
- 遗传性红细胞疾病，如血红蛋白病。
- 再生障碍性贫血，骨髓增生异常等。

一般来说，由这些情况引起的贫血发展相对缓慢，因此可以通过慢性失血时出现的许多相同机制来补偿。但是，在溶血或脾破坏红细胞增多时将导致急性严重贫血。

所有慢性贫血的临床特征是由以下因素决定：

- 贫血本身，即血液携氧能力下降。
- 一些潜在原因的特点。

慢性贫血的急性贫血发作

"慢性贫血时的急性贫血发作"一词通常用来描述慢性贫血患者的血红蛋白浓度突然下降。这种情况通常是临床紧急情况，特别是在幼儿中，红细胞紧急输注是重要的治疗措施。

2.10　贫血的治疗原则

失代偿性贫血，表明机体某些病理因素需要进行调查和治疗。

本节所述的贫血的代偿机制，往往使患者耐受相对较低的血红蛋白浓度。这在数周或数月后发展缓慢的慢性贫血患者中尤其如此。然而，如果这些代偿机制不能维持对组织的氧气供应，就会发生失代偿，如果不进行治疗，就会迅速导致死亡。

一旦发生失代偿,唯一有效的治疗方法就是通过输血来提高血液的携氧能力。但是首要的治疗目标是在这一情况出现前使用其他方法治疗贫血。

只有当贫血患者有症状时才应考虑输血。对于输血的血红蛋白阈值的建议最有助于决定患者是否需要输红细胞。2.11节总结了不同患者群体的红细胞输注阈值。

贫血的治疗根据病因、病程和贫血的代偿程度不同而变化。这需要对每个患者进行具体评估,但贫血治疗的主要原则为:

- 原发病的治疗。
- 充分优化氧气的运输系统,以改善组织的供氧。

治疗原发病

治疗贫血的潜在原因通常能防止携氧能力的进一步降低。例如,在寄生虫引起的慢性贫血中,清除寄生虫将防止血红蛋白浓度的进一步下降。

改善组织的供氧

患者的血红蛋白浓度只是决定组织总供氧量的关键因素之一。氧气供应还取决于:

- 血红蛋白的氧气饱和程度。
- 心输出量。

因此,旨在优化氧气供应系统的所有措施将改善组织的供氧情况。例如,在急性出血时,供氧通过以下途径将得到改善:

- 采用静脉内液体补充疗法恢复心输出量。
- 增加吸入的氧气浓度以提高血红蛋白氧饱和度。
- 必要时输血以提高血红蛋白浓度。

在慢性缺铁性贫血中,通过口服铁剂来提高血红蛋白水平,将改善组织的获氧能力。铁治疗的给药途径取决于贫血的类型,因为口服治疗对慢性炎症(也称为慢性疾病贫血)患者无效。在这些情况下,不经肠胃的给铁治疗方案是相对安全和有效的替代方法。

2.11 贫血的预防原则

实现临床上血液和血液制品合理应用最重要的一种手段是实施有效的公共卫生项目和医院患者血液管理计划(见第9章),以预防需要输血的情况。

政府的介入将有助于建立预防措施,以避免进行不必要的输血。政府可以协助有效组织初级卫生保健系统,并支持医院内患者血液管理计划的实施。

在许多发展中国家中,大部分输血是针对5岁以下儿童和育龄妇女的。对这些群体提供可及的预防措施来达到预防贫血的目的。

预防人群贫血通常包括以下活动:

1. 健康教育涉及:

- 营养。
- 卫生、环境卫生和清洁水供应。
- 预防疟疾,使用浸有杀虫剂的蚊帐。
- 交通安全。

2. 补充计划:对特定群体进行铁和/或叶酸补充的计划在疟疾区域应谨慎对待[1]。

3. 饮食调整：例如通过增加饮食中维生素 C 的摄入来增强铁吸收，避免口服铁剂的同时饮茶。

4. 控制病毒、细菌和寄生虫感染，包括：

- 免疫接种计划。
- 改善卫生和水源。
- 消除感染源：例如钩虫、蚊子。
- 治疗感染或寄生虫：例如驱虫。

5. 食品强化：在一些国家，对集中式加工的主食，如面包、牛奶、盐、大米、糖和鱼制品进行铁的补充较为合适。

2.12 红细胞输注阈值

最近在血流动力学稳定的住院成年患者中进行了数项高质量的红细胞输血阈值试验。超过 40 项随机对照试验涉及 2 万多名患者，比较了限制性输血阈值（仅在血红蛋白水平降至 7～8g/dL 时输注红细胞）与宽松输血阈值（仅在血红蛋白水平降至 9～10g/dL 时输注红细胞）。

基于最近对有关输血阈值和临床输血指南的文献的系统综述，可以提出以下建议[2-6]：

- 对于血流动力学稳定的住院成年患者，包括危重患者，应将血红蛋白浓度<7g/dL 作为输血阈值。
- 对于进行心脏手术的患者，应将血红蛋白浓度 7.5g/dL 作为输血的阈值[4]。
- 对于进行骨科手术以及存在基础稳定心血管疾病的患者，应将血红蛋白浓度 8g/dL 作为输血的阈值。
- 对于急性上消化道出血的患者，采用血红蛋白浓度为 7g/dL 的输血阈值可能与较低的死亡率相关。

在以下患者群体中，没有足够的证据推荐最佳输血阈值：

- 急性冠脉综合征（小型试验显示，使用宽松的输血阈值死亡率较低）。
- 严重血小板减少，治疗有出血风险的血液系统或肿瘤疾病。
- 慢性输血依赖性贫血。
- 急性神经系统疾病，如卒中和创伤性脑损伤。

对于血流动力学稳定的患者，通常建议在血红蛋白水平低于 7g/dL 时进行红细胞输血，通常不应该推荐给那些血红蛋白水平高于 10g/dL 的患者，除非在特殊情况下（表 2.6）[5-6]。

儿科患者输血最常见于危重儿童和接受心脏手术的儿童。最近的共识建议，基于试验证据和专家意见的红细胞输注对这些儿科患者总结如下[7]：在儿科患者中，红细胞输血最常见于危重症患儿和进行心脏手术的儿童。基于试验证据和专家意见的最新共识，得出以下结论[7]：

- 对于血流动力学稳定但危重的儿童，应将血红蛋白浓度<7g/dL 作为输血的阈值。
- 在急性脑损伤的危重儿童中，应考虑将血红蛋白浓度设定在 7～10g/dL 之间作为输血的阈值。
- 镰状细胞病的危重患儿在全身麻醉前，应输注红细胞以使血红蛋白浓度为 10g/dL。
- 对于诊断为癌症或接受造血干细胞移植的血流动力学稳定但危重的儿童，应将血红蛋白浓度<7～8g/dL 作为输血的阈值。
- 对于有先天性心脏病但血流动力学稳定的危重患儿，应给予红细胞输注以维持 7～9g/dL 的血红蛋白浓度。
- 对于血流动力学稳定的接受 1 期姑息或 2 期和 3 期单心室手术患儿，如果血红蛋白浓度>9g/dL，不建议输注红细胞。
- 对于血流动力学稳定的先天性心脏病双心室矫治患儿，如果血红蛋白浓度≥7g/dL，不建议输注红细胞。

表 2.6 血液与生物治疗促进协会（AABB）指南（2016 年）：对于无活动性出血且血流动力学稳定患者的输血建议

血红蛋白浓度	输血建议
Hb<6g/dL	建议输注红细胞，特殊情况除外
Hb6～7g/dL	一般情况下建议输注红细胞
Hb7～8g/dL	对于接受骨科、心脏外科手术且疾病稳定的患者，在评估患者的临床状况后可以输注红细胞
Hb8～10g/dL	一般不建议输注红细胞，但特定患者（如有症状性贫血、持续出血、伴有缺血的急性冠脉综合征，以及严重血小板减少伴有出血风险的血液病/肿瘤患者）可以考虑输注红细胞
Hb>10g/dL	不建议输注红细胞，特殊情况除外

参考文献

1. Supplementation programmes: the administration of iron and/or folate supplements to targeted groups with caution in malarious areas [online] (http://www.who.int/elena/titles/review_summaries/iron-children-malaria/en/, accessed 24 January 2021).

2. Carson JL, Stanworth SJ, Alexander JH, Roubinian N, Fergusson DA, Triulzi DJ et al. Clinical trials evaluating red blood cell transfusion thresholds: An updated systematic review and with additional focus on patients with cardiovascular disease. Am Heart J. 2018;200:96–101.

3. Carson JL, Stanworth SJ, Roubinian N, Fergusson DA, Triulzi D, Doree C et al. Transfusion thresholds and other strategies for guiding allogeneic red blood cell transfusion. Cochrane Database Syst Rev. 2016;10:CD002042.

4. Mazer CD, Whitlock RP, Fergusson DA, Hall J, Belley-Cote E, Connolly K et al. Restrictive or liberal red-cell transfusion for cardiac surgery. N Engl J Med. 2017;377:2133–44.

5. Carson JL, Guyatt G, Heddle NM, Grossman BJ, Cohn CS, Fung MK et al. Clinical practice guidelines from the AABB: Red blood cell transfusion thresholds and storage. JAMA 2016;316:2025–35.

6. Mueller MM, Van Remoortel H, Meybohm P, Aranko K, Aubron C, Burger R, et al; ICC PBM Frankfurt 2018 Group. Patient blood management: recommendations from the 2018 Frankfurt Consensus Conference. JAMA. 2019;321:983–97. doi: 10.1001/jama.2019.0554.

7. Valentine SL, Bembea MM, Muszynski JA, Cholette JM, Doctor A, Spinella PC et al. Consensus Recommendations for RBC Transfusion Practice in Critically Ill Children From the Pediatric Critical Care Transfusion and Anemia Expertise Initiative. Pediatr Crit Care Med. 2018;19:884–98.

3

第3章
血液制品的采集、检测和储存

要点

1. 正确地应用安全的血液制品可以挽救生命。但是，即使质量标准非常高，输血仍然存在一定的风险。

2. 血液制品必须从健康的献血者中采集，因为健康的献血者携带传染性病原体的风险很低。必须根据国家标准对献血者的血液进行相关检测，以保护受血者和献血者的安全。

3. 只有国家规定的所有检测项目结果均为阴性的血液制品才能应用。

4. 血液制品都必须经过检测并贴上唯一标签，以显示其产品类型、储存要求、有效期以及其他相关信息，如ABO血型和RhD血型。

5. 在急性出血需要纠正低血容量时可以输注全血补充红细胞。

6. 成分输血使一次献血可以为多个患者提供治疗，同时可以避免患者输注不需要的血液成分。

7. 血浆可以传播大多数全血中存在的感染性病原体，并引起输血反应。

8. 血浆衍生物是以来自众多献血者的大容量血浆为原料，通过药物生产过程制备的。必须经过检测以缩小传播疾病的危险性。

9. 凝血因子Ⅷ、Ⅸ和免疫球蛋白制品也可以应用DNA重组技术制备。这些制品由于没有传播传染性病原体的风险，因此更受欢迎。但是这些制品成本高，并已有一些并发症的报道。

3.1　引言

"血液制品"是指源自人体血液的任何治疗性物质,包括用于输血的血液(全血、血液成分)、原料血浆(从全血分离,或通过单采获得)、从原料血浆制得的血浆衍生药品[也叫血浆源性医疗产品(PDMP)]。

血液可以分离成多种具有不同适应证的血液成分。但是,许多国家没有设施进行血液成分分离,因此在大多数发展中国家全血仍是应用最广泛的血液制品。输注全血可能是满足大多数紧急输血需求的最安全和简单易行的方法。但是,当具有必需的资源和条件时,血液成分输血具有明确的优势。

本章介绍制备各种血液制品的方法,并综合了各种制品的特性及应用适应证。读者应该熟悉在当地医院应用的各种血液制品,包括全血、血液成分制品和血浆衍生物,或它们的组合。

由于输血是将献血者的组织移植给受者,因此存在将经血传播传染病传递给受者和受者对输入的外来细胞和血浆蛋白质产生免疫反应的风险。

可以通过谨慎选择献血者(遵循国际和国家准则)和检测主要的输血传播病原体来预防传染病的传播。病原体灭活技术也可用于一些血液制品制备。

只有存在明确输血适应证的情况下才应该输注血液制品。血液制品输注恰当时可以抢救生命,输注不恰当时可能威胁生命。

学习效果

完成本章学习后,你应该能够:

1. 介绍你所在医院目前应用的各种血液制品的主要特性。
2. 为每个需要输血的患者输注最恰当的血液制品。
3. 列举影响血液制品的供应和应用的主要因素。
4. 根据国家要求,核实降低传染病传播风险和正确检测血液制品的措施的实施情况。

3.2　血液制品的定义、概述和储存要求

各种血液制品的定义见表3.1。

表 3.1　各种血液制品的定义

分类	定义
血液制品	从人血制备的各种治疗性制品
全血	采集经批准的含有抗凝 - 保存液容器中未经分离的血液
血液成分	1. 由全血分离的血液成分,如: ● 浓缩红细胞 ● 红细胞悬液 ● 血浆 ● 浓缩血小板
	2. 由单采采集的血浆或血小板 #
	3. 由新鲜冰冻血浆制备的低温沉淀物

分类	定义
血浆蛋白制品	在药物生产条件下制备的人血浆蛋白制品,如: ● 白蛋白 ● 浓缩凝血因子制品 ● 免疫球蛋白

#单采:一种从献血者直接采集血浆或血小板的方法,通常由机器采集。

血液制品及其储存要求

下面是世界各地典型血液制品的特性与描述。血液制品的规格在不同的国家各不相同,影响血液成分特性的因素包括:

● 献血者的血细胞比容和其他因素。
● 采集的方法、体积、采血袋、抗凝剂 - 保存液。
● 分离方法(如手动分离、半自动分离还是全自动分离)。
● 产品加工(如去除白细胞)。

应了解并熟悉所在国家、地区和医院的不同血液制品的规格,包括其适用范围、保存、处理和使用过程。

表 3.2(a)和(b)概述了各种血液制品的含量和储存要求。

表 3.2(a) 血液制品及其储存要求

产品描述和典型特性示例	全血	红细胞	含添加剂的红细胞	含添加剂并去除白膜的红细胞	含添加剂并去除白细胞的红细胞
体积	450mL±50mL	280mL±50mL	180～230mL 红细胞;100～110mL 添加剂	去除血浆和白膜后剩 180～230mL 红细胞;100～110mL 添加剂	去除血浆和白细胞过滤后剩 180～230mL 红细胞;100～110mL 添加剂
抗凝剂	63mL	大部分与血浆一并去除	大部分与血浆一并去除	大部分与血浆一并去除	大部分与血浆一并去除
添加剂	通常无	/	100～110mL 添加剂(SAG-M、AS1)	100～110mL 添加剂(SAG-M、AS1)	100～110mL 添加剂(SAG-M、AS1)
血红蛋白	>45g	>45g	>45g	>43g	>43g
血细胞比容	35%～45%	65%～75%	50%～70%	50%～70%	50%～70%
血浆	200～300mL	50～70mL	10～20mL	10～20mL	10～20mL
白细胞	原有数量	原有数量	原有数量	<1.2×10^9/单位	白细胞<1×10^6/单位
储存条件	4℃±2℃	4℃±2℃	4℃±2℃	4℃±2℃	4℃±2℃
储存期限	CPDA-1 中最长储存 35d;CPD 中最长储存 21d	与全血一致	最多 42d	最多 42d	最多 42d
发放单位	1 单位(译者注:我国 200mL 全血或其制备的血液成分,定义为 1 单位)	1 单位	1 单位	1 单位	1 单位
特征	—	—	—	—	白细胞去除极大降低 CMV 传播风险

SAG-M,生理盐水腺嘌呤葡萄糖甘露醇保存液;AS,添加剂溶液;CPDA-1,柠檬酸磷酸葡萄糖腺嘌呤 -1 保存液;CPD,柠檬酸磷酸葡萄糖保存液。

表 3.2（b）　血液制品产品描述和典型特性示例

	全血制备的新鲜冰冻血浆（FFP）	单采 FFP	浓缩血小板，由全血制备，单个单位	混合血小板	血小板分离
描述	在采集后 6～8h 内从全血中分离出血浆，并在 1h 内冷冻至 −25℃或更低温度	通过单采方式采集血浆，然后在 1h 内冷冻至 −25℃或更低温度	从一次全血捐献中制备的血小板单位	由多个单位（通常为 4～6 个）全血汇集制备的血小板	通过单个捐献者血小板单采获得的血小板浓缩物
体积	200～250mL	700～800mL	50～60mL	>40mL（每 $60×10^9$ 个血小板）	>40mL（每 $60×10^9$ 个血小板）
内容物	所有凝血因子（包括不稳定凝血因子）、白蛋白和免疫球蛋白；凝血因子Ⅷ和其他不稳定凝血因子水平至少为正常新鲜血浆水平的 70%	与全血制备的 FFP 相同	血浆中悬浮的血小板数量至少为 $55×10^9～60×10^9$	血浆或添加剂中悬浮的血小板数量至少为 $200×10^9$	血浆或添加剂中悬浮的血小板数量至少为 $200×10^9～300×10^9$
储存	−25℃或更低温度可保存 1 年	−25℃或更低温度可保存 1 年	20～24℃（持续振荡）可保存 5d	20～24℃（持续振荡）可保存 5d，除非收集在专用血小板袋中，验证储存时间更长（7d），并与细菌检测策略联动	与混合血小板相同
发放单位	1 单位（译者注：国外 450mL±50mL 全血制备的血液成分为 1 单位，我国 200mL 全血制备的血液成分，定义为 1 单位）	1 单位	可作为单个单位或混合血小板供应	1 单位由多个（通常 4～6 个）全血白膜或血小板浓缩物制备而成	1 单位
特征	/	/	红细胞 $<1.2×10^9$ 白细胞 $<0.2×10^9$	白细胞 $<1×10^9$，若去除白细胞，需白细胞 $<1×10^6$/单位	白细胞 $<0.3×10^9$，若去除白细胞，需白细胞 $<1×10^6$/单位

　　资料来源：欧洲委员会《血液成分的制备、使用和质量保证指南》[1]，以及 AABB、美国红十字会、美国血液中心和军队血液计划编制的《人类血液和血液成分使用信息通报》。

　　译者注：我国数据见 GB18469-2012《全血及成分血质量要求》[2]。

3.3　全血

　　全血通过从献血者静脉穿刺采血获得。在采血时，血液在不断混匀的情况下，被采集到含有抗凝 - 保存液的一次性无菌塑料袋中。抗凝 - 保存液一般含有柠檬酸盐、磷酸盐、葡萄糖，另外还常含有腺嘌呤（柠檬酸盐、磷酸盐、葡萄糖、腺嘌呤合称 CPDA），这些成分的功能见表 3.3。

　　采集血液的容量和抗凝 - 保存液的类型在世界不同地区各不相同。如果需要将采集的血液分成适用于儿童患者输血的容量，可使用多个无菌塑料袋分装。

　　在保存过程中，红细胞和血小板继续代谢，而一些血浆蛋白会失去其生物活性。储存过程中的生化和代谢效应总结见表 3.3 和框 3.1。

表 3.3 采血袋中抗凝 - 保存液的功能

抗凝 - 保存液	功能
C: 柠檬酸盐	与血液中的钙离子结合以置换钠盐防止血液凝固
P: 磷酸盐	在保存过程中支持红细胞代谢以确保三磷酸腺苷（ATP）的生成
D: 葡萄糖	维持红细胞的新陈代谢并提供能量来源
A: 腺嘌呤	维持红细胞 ATP

框 3.1 储存对全血的影响

- pH 降低（血液变得酸性更强）
- 血浆钾离子（K^+）浓度升高（细胞外 K^+ 的积累）
- 红细胞中的 2, 3 二磷酸甘油酸（2, 3-DPG）含量逐渐下降，可能导致组织中红细胞氧的释放减少直到 2, 3-DPG 含量恢复
- 采血 24 小时凝血因子 Ⅷ 含量减少 10%～20%。其他凝血因子和凝血抑制剂（如 FⅦ、FⅨ、FⅪ、FⅫ、FⅩⅢ、纤维蛋白原和抗凝血酶）在保存中相对稳定或略有减少[3]

需要注意的是，与保存时间较短的红细胞相比，迄今为止的随机临床试验均未显示输注保存时间较长的红细胞（RBC）会对受血者造成伤害。

优点

- 只需要简单、成本低的单采集袋。
- 加工时无须特殊设备。
- 对于大出血患者，全血可提供红细胞、血小板，保持血容量和稳定的凝血因子（译者注：国内学者一般认为，全血在保存过程中，48h 内血小板功能逐渐降低）。

缺点

- 对于有循环超负荷风险的患者，全血比浓缩红细胞引起的血容量增加更多，因为全血也包含了整个单位的血浆。
- 在输注大量非相容 ABO 全血时，还必须考虑血浆的不相容性；通常低滴度的 O 型全血可用于多个非 ABO 同型全血单位的受血者[4-5]。

适应证

- 急性失血伴低血容量的患者进行红细胞补充。
- 换血疗法。
- 在没有浓缩红细胞或悬浮红细胞的情况下且需要输注红细胞的患者。

禁忌证

对于只需要红细胞输血的贫血受者，存在与早期心力衰竭相关的循环超负荷风险。

输注

- 一般来说，除非使用 ABO 抗体低滴度的 O 型全血，否则首选 ABO、Rh 相同的血液。
- 开始输注后 4h 内完成输血过程。
- 切勿在血液制品中添加药物。

3.4　从全血制备血液成分

如图 3.1 所示，全血必须按照高安全标准采集、检测和处理。全血可在急性失血且伴有低血容量的患者中输注，用于补充红细胞。然而，治疗患者时通常只需要特定的成分，将全血分离成多种血液成分，如红细胞、血小板和血浆等，则更有利于血液的合理使用。

图 3.1　全血的制备

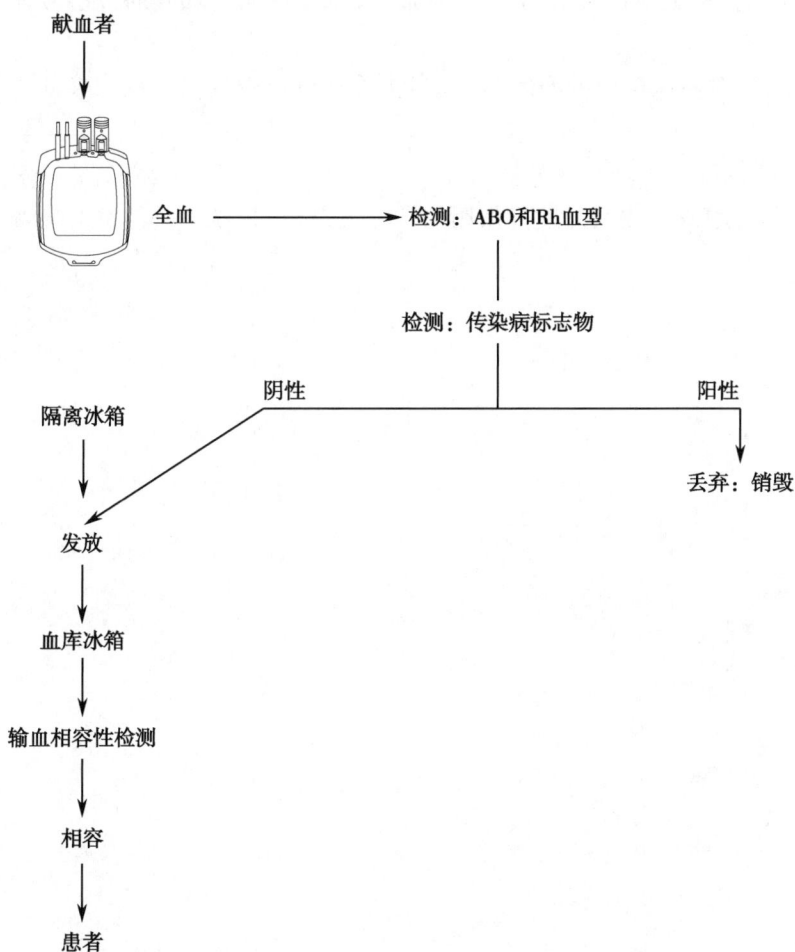

血液成分制备始于将血袋放入制冷离心机中离心，如果没有离心机则可在 2～6℃的血袋冰箱中让血液在重力作用下过夜分离。然后将血浆转移到第二个空塑料袋中，确保无菌，将所有红细胞留在原采血袋中（图 3.2）。

这些血液成分还可以进一步处理，如在红细胞中添加保存液以延长红细胞的储存时间。

白细胞在输血中可能会引起输血不良反应，去除白细胞对输血者有许多潜在的好处，包括降低发生血小板输注无效、非溶血性发热性输血反应和巨细胞病毒（CMV）传播的风险。目前，可以通过去除白膜和过滤白细胞来制备去除白细胞全血／红细胞。将从 4～6 单位全血分离制备的血小板合并成达到一个成年患者输注剂量的血小板，是治疗血小板减少症的另一种方法。

分离制备过程需要特制的塑料袋、设备和有效的质量控制系统，还需要更多的步骤、更高的专业技术水平以确保血液成分制品的质量。血液中存在的传染性病原体可能会传染给所有接受其血液成分的人。

浓缩红细胞

浓缩红细胞（也称压积红细胞或红细胞浓缩物）是最简单的红细胞成分制品。由于没有经过进一步处理，浓缩红细胞还含有采集的全血中的白细胞。

优点

制备简单、成本低（图3.2）。

缺点

浓缩红细胞中红细胞与血浆的比例高（高血细胞比容），会增加血液黏度，从而增加其通过小号针头或插管输血所需的时间。

白细胞是一些患者发生非溶血性发热性输血反应的原因，可通过去除成分血中的白细胞来降低这种并发症的可能性。

适应证

适用于在其他措施（如铁剂治疗）不可用或无法及时发挥作用的情况下，临床症状显著的贫血患者补充红细胞。

输注

输注程序与全血相同。

图3.2　浓缩红细胞的制备

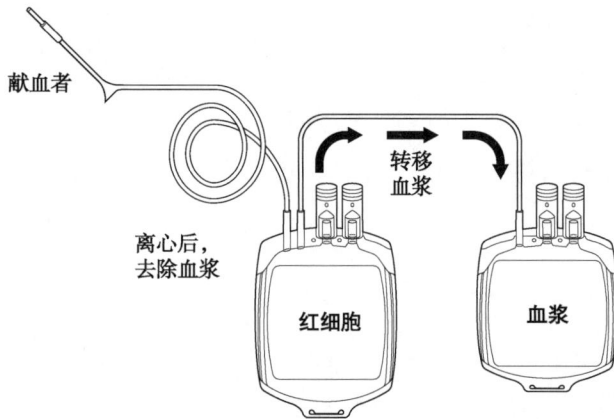

添加保存液的浓缩红细胞

如上所述，含保存液浓缩红细胞可以通过将血浆移入第2个空袋中来制备。然后，将为达到红细胞最佳保存而配制的添加剂溶液从第3个空袋转移到原塑料袋中（图3.3）。

优点

- 血细胞比容较低，因此黏度也较低，更容易输注。
- 红细胞保存较好，保存期比全血或浓缩红细胞长。
- 与全血相比体积更小。
- 分离出的血浆可用于其他患者或用于生产血浆衍生的医药产品。
- 残留血浆极少，因此只需要（红细胞）ABO 主侧相容（译者注：我国法规规定主次侧均适用）。就ABO血型而言，O 型浓缩红细胞可用于所有受血者。

缺点

由于需要特殊血液采集装置,包含至少三联的血袋,因此成本较高。

适应证

适应证与浓缩红细胞相同。

输注

输注程序与全血相同。与浓缩红细胞或全血相比,可以获得更好的流速。

图 3.3 添加保存液的浓缩红细胞的制备

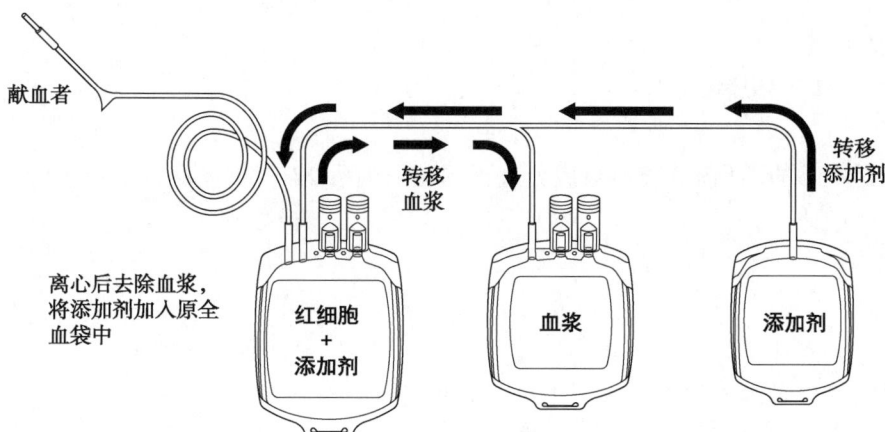

除"白膜"红细胞

通过适当的离心,将全血中的红细胞沉降到血袋底部,可以分离出白细胞。白细胞(和大多数血小板)在红细胞和血浆之间形成一层细胞,称为"白膜"。

如果条件允许,可使用特定的血袋配件和设备去除白膜,分离出的白膜还可进一步处理获得混合浓缩血小板。

优点

- 每单位含有的白细胞仅为浓缩红细胞中的 10%。
- 降低了输注红细胞时由白细胞抗体(以及细胞内感染的传播)导致输血反应的风险。
- 白膜可用于制备浓缩血小板。

缺点

- 由于需要特殊的血袋和设备,成本更高。
- 需要较高的技术和操作培训。

去白细胞(过滤)红细胞或全血

用特殊的白细胞滤器去除原本血液中 3 个或更多数量级的白细胞。滤器可分为存储前和存储后两种。存储前滤器是成分血分离血袋的一部分。储存后滤器在输血时使用,是输血器的一部分。

许多国家的使用标准是储存前过滤,但如果没有用于过滤的封闭无菌血袋配件,则可使用床旁(储存后)白细胞去除法。

优点

- 减少白细胞和血小板抗体的产生。
- 减少发热性非溶血性急性输血反应。

- 每单位含有白细胞数少于 $1×10^6$ 的滤过血液可减少巨细胞病毒（CMV）感染的传播。

缺点

- 由于需要特殊的血袋和设备（存储前过滤）或特殊的滤器（存储后过滤），因此成本较高。
- 需要较高的技术和操作培训。
- 很难进行质控来验证是否已实现白细胞去除。

适应证

- 防止重复输血的患者出现白细胞同种免疫，但为了达到这一点，患者输注的所有血液成分都必须去除白细胞。
- 降低体弱患者感染 CMV 的风险。
- 用于输注红细胞出现发热反应的患者。

禁忌证

用于预防移植物抗宿主病是不够的，还需要对血液成分进行辐照（剂量：25～30Gy）。

输注

输注程序与全血相同。

血浆

血浆的主要临床适应证是治疗患者因多种凝血因子水平降低而出血的凝血障碍。

血浆可由全血经离心制备。也可通过对献血者进行单采血浆而得到（见 3.4 节）。

新鲜冰冻血浆（fresh frozen plasma，FFP）

血浆必须冷冻在 −25℃ 或以下（分离制备在 6～8h 内完成）。当血浆保存在 2～6℃ 时，因子Ⅷ的不稳定凝血活性将 48h 内下降 10%～20%，而其他凝血因子和抑制剂（如 FⅦ、FⅨ、FⅪ、FⅫ、FⅩⅢ、纤维蛋白原和抗凝血酶）可在 48～72h 或更长时间内保持相对稳定或仅略有下降[6]。如果能保持低温（−25℃ 以下），FFP 可保存 1 年或更长时间。

检疫期 FFP（献血者复检血浆）

检疫期 FFP，也称为"献血者复检血浆"，是一种只有在对捐献者进行重新检测，定期筛查传染源结果呈阴性后才能发放的血浆制品。选择的时间间隔必须能排除与窗口期（通常为 3～6 个月）相关的风险。

病原体灭活血浆

在有设施的情况下，可以对献血者的血浆进行病原体去除和／或灭活，以确保产品更安全（见 3.6 节）。

其他血浆制品

目前可在紧急情况下使用几种"液体"血浆制品（即未冷冻），以节省解冻冷冻血浆所需的时间，为出血严重的患者提供及时治疗。这些产品包括解冻血浆（即用型）、采集后 24h 内冷冻血浆（FP24）、"从未冷冻"血浆和低冷沉淀凝血因子血浆（CPP）。FP24、CPP 和解冻血浆中不稳定凝血因子的含量较少，它们已成功地用于大出血的治疗[6]。

血浆输注的适应证

为出血（或有严重出血风险）的患者补充多种凝血因子：

- 华法林抗凝剂过量（无法获得凝血酶原复合物浓缩物时）。
- 补充大量输血患者的凝血因子。
- 伴有急性出血的严重肝病。
- 急性弥散性血管内凝血（DIC）。

- 血栓性血小板减少性紫癜（TTP）。

剂量

初始剂量为 15～20mL/kg。

输注

- 为避免受体发生溶血的风险，血浆通常必须 ABO 血型相容型输注。然而，最近研究证明在急救未知 ABO 血型的创伤患者时，输注解冻的 A 型血浆是安全有效的[7]（译者注：可能不适用于中国人群）。
- 使用前，血浆需要在 30～37℃解冻（较高的温度会使凝血因子和其他蛋白质失活）。水浴或其他经验证的设备必须根据制造商的说明正确维护和使用。
- 解冻后，血浆应在 4～6h 内输注或储存在温度为 2～6℃的冰箱中。
- 解冻后尽快使用标准输血器输注。
- 不稳定的凝血因子可能会降解；而其他因子在解冻后 5d 内在 2～6℃下可保持稳定。

注意事项

- 容量 / 循环超负荷是一种常见且可能致命的不良事件。
- 过敏反应很常见。大多数较为轻微，但偶尔会发生严重或危及生命的过敏反应。
- 如果献血者没有进行人类白细胞抗原（HLA）抗体筛查，也可能发生与输血相关的急性肺损伤（TRALI）。有孕产史的女性和有输血史的献血者血浆中携带 HLA 抗体的风险较高。

适应证

不建议使用血浆来纠正非出血患者的低血容量，因为血浆与全血具有相同的传播人类免疫缺陷病毒（HIV）、乙型和丙型肝炎病毒以及其他输血感染的风险。

没有证据表明血浆在治疗低血容量时比晶体替代液或胶体液具有任何额外的临床益处。除了创伤患者的大出血，晶体液不如血浆[8]。

冷沉淀凝血因子

冷沉淀凝血因子是一种由新鲜冷冻血浆制备的成分，通过将 2～6℃解冻过程中形成的沉淀物重新悬浮在 10～20mL 血浆上清液中来制备。冷沉淀凝血因子含有献血者的血浆中大约一半的因子Ⅷ和纤维蛋白原，因子Ⅷ：80～100IU/ 单位；纤维蛋白原：150～300mg/ 单位。通常以单个单位或一袋 4～6 人份混合单位的形式提供。

感染风险与血浆相同，但正常成人剂量可能涉及暴露于多达 6 个不同献血者的血浆。

它可以在 −25℃或更低的温度下保存长达 1 年。

适应证

- 冷沉淀凝血因子可用作血管性血友病因子（vWF）及因子Ⅷ浓缩物的替代品，用于治疗遗传性血管性血友病因子缺乏（血管性血友病）和因子Ⅷ缺乏（A 型血友病），前提是无法获得重组或病原体灭活因子浓缩物。
- 它可以用作因子ⅩⅢ的来源。
- 它可用于获得性凝血病患者的纤维蛋白原来源：例如，弥散性血管内凝血、需要大量输血的严重出血。

输注

- 请尽量使用 ABO 血型相容制品。
- 解冻后，尽快通过标准输血装置输注。

- 冷沉淀凝血因子必须在解冻后 6h 内和混合后 4h 内输注。

浓缩血小板

通过富血小板血浆法（低速离心）或白膜法（高速离心）离心，将血小板从全血中分离出来。成人治疗剂量的血小板通常为多人份混合制品。这至少需要 200×10^9 个血小板，相当于 4～6 单位全血的血小板。

分离和混合血小板都需要温控离心机和特殊设备。

混合会增加感染传播的风险。可以通过血小板单采术从单个献血者收集一定剂量的血小板（见 3.4 节），从而避免患者暴露于多个献血者的血小板。

同红细胞制品，浓缩血小板可以通过白细胞过滤器进行进一步处理，将白细胞减少到低于 1×10^6/单位。

适应证

浓缩血小板适用于治疗以下原因引起的出血：

- 血小板减少症。
- 血小板功能缺陷。
- 浓缩血小板还适用于预防因严重血小板减少症（例如骨髓衰竭）引起的出血（血小板计数 $<1 \times 10^7$/L 并且无合并症）。

不适用于：

- 特发性自身免疫性血小板减少性紫癜。
- 血栓性血小板减少性紫癜（TTP）。
- 未经治疗的 DIC。

请注意，只有在已知术前患有功能性血小板缺陷（获得性或先天性）的情况下，才能用浓缩血小板预防手术患者出血。血小板输注仅适用于大手术且血小板计数低于 50×10^9/L。神经外科手术时，输注的阈值可为 100×10^9/L。

剂量

1 单位浓缩血小板每 10kg 体重的剂量：对于体重在 60～70kg 的成年人，除非存在难治性原因（例如脾肿大、发热、DIC、脓毒症、HLA 或血小板特异性抗体），输注 4～6 人份混合血小板（含有 55×10^9 个血小板），可以使血小板计数增加 $(20 \sim 40) \times 10^9$/L。

输注

- 如果未在无菌条件下混合，则应在混合后尽快（4h 内）输注浓缩血小板，因为存在细菌污染的风险。如果在无菌条件下混合，储存与单采产品相同。
- 对于无出血的患者，浓缩血小板应缓慢输注，至少持续 2h，以避免快速输注大量细胞因子导致出现发热反应。
- 因为有可能会损害血小板功能，血小板浓缩液在输注前不得冷藏。尽管现在国外有在抢救大出血患者中使用冷藏血小板的文献。
- 应通过新的标准输血器输注 4～6 单位的浓缩血小板或混合血小板。
- 尽管 ABO 次侧和主侧不合的血小板经常会用于成年受血者，但是应尽可能输注 ABO 相合的浓缩血小板。
- RhD 阴性儿童和育龄妇女应避免使用由 RhD 阳性献血者血液制备的浓缩血小板。在紧急情况下，如果没有 RhD 同型血小板，应与治疗团队协商作出决定。可以考虑使用 RhD 免疫球蛋白。

不良反应

非溶血性发热反应和过敏反应并不少见，特别是多次接受输血的患者。

3.5　单采术分离采集血液成分

单采术是制备血液成分的另一种方法，这是一个无菌过程，献血者和一个特制的装置连接，血液从体内抽出，机械分离并采集一种特定的血液成分，通常是血浆或血小板。不需要的红细胞和其他成分回输给献血者。

- 血浆单采是指用单采术从献血者采集血浆。
- 血小板单采是指用单采术从献血者采集血小板。

单采术的优点是可以从一个献血者采集相对较大数量的血浆或血小板。因为红细胞回输到献血者循环内，这避免了红细胞的损耗及可能发生的铁耗尽和贫血，因此单采可以较频繁地进行。

单采血浆

单采血浆与全血分离血浆具有相同的适应证、禁忌证和储存条件。

单采浓缩血小板

单采浓缩血小板的剂量通常相当于用4～6单位全血制备的混合浓缩血小板。

如果患者需要特定类型、相容的献血者[人血小板抗原（HPA）或HLA匹配]，则可以从选定的献血者采集多个剂量。

剂量

通过单采术从献血者采集的一单位浓缩血小板相当于成年患者的一个治疗剂量。

输注

输注程序与全血血小板相同。

无论是混合浓缩血小板还是单采血小板，其中的大部分血浆都可以被去除，并可以让血小板重新悬浮在保存液中。这可以降低与血浆输注相关的风险，如TRALI或血浆ABO不相合。

3.6　血浆衍生药品

血浆分离制备血浆源性医药产品（plasma-derived medicinal product，PDMP）是一种制药工艺，将从全血分离或血浆单采术中获得的大量血浆汇集在一起并加工成特定产品。这些产品包括：

- 白蛋白。
- 凝血因子，如凝血因子Ⅷ/血管性血友病因子、凝血因子Ⅸ和纤维蛋白原。
- 免疫球蛋白。

通常，大规模血浆蛋白制品厂制备的一瓶PDMP中含有多达30 000份不同献血者的血浆，如图3.4所示。单一生产批的制品可能送往世界许多国家并输给数百名患者。

只有在血浆分离过程中有严格的质量控制和良好的生产规范，才能避免输血传播感染的风险。这需要在整个过程的所有阶段（从选择献血者到产品的最终病毒灭活）都使用有效的方法来排除、去除或灭活所有污染物。

热处理或化学处理和/或单克隆抗体纯化，或血浆和/或衍生物的超滤，以减少传播病毒的风险，这些方法目前对许多具有脂质包膜的病毒非常有效，包括HIV-1和HIV-2、乙型和丙型肝炎病毒，以及人类嗜 T 淋巴细胞病毒 1 型（HTLV-Ⅰ）和 2 型（HTLV-Ⅱ）。

非脂质包膜病毒（例如甲型肝炎病毒和人细小病毒 B19）的灭活效果较差，测试血浆成分中是否存在这些病毒也是常见的药品检测实践。

图 3.4　血浆衍生制品影响了许多使用者

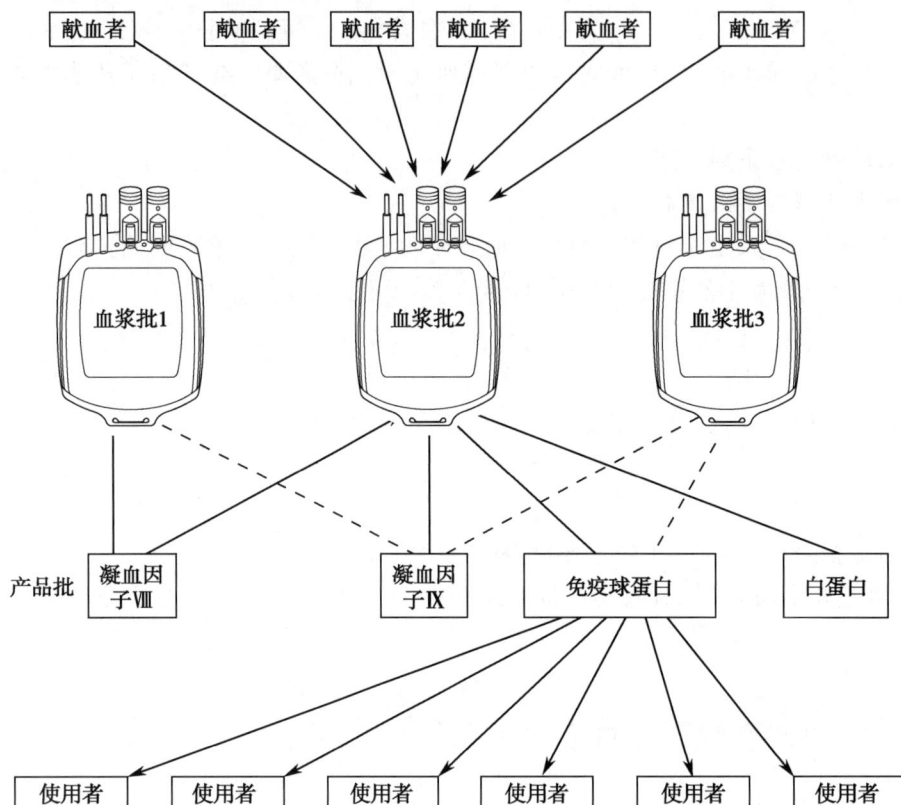

人白蛋白溶液

介绍
人白蛋白溶液通过大容量多单位混合人血浆组分分离制备。

制品
- 不同的国家有不同的制备规格。在获得许可的产品中白蛋白的常规浓度为 4%、5%、20% 和 25%。
- 稳定的血浆蛋白溶液和血浆蛋白组分也有市售，其白蛋白含量与 5% 白蛋白相似。

传染病风险
人血白蛋白溶液生产流程在正规的条件下，无传播病毒性传染病的风险。

适应证
- 治疗性血浆置换的置换液，常使用 5% 白蛋白溶液。
- 用于治疗低蛋白血症患者的水肿，如肾病综合征或腹水患者可联合应用 20% 白蛋白和利尿剂。
- 尽管 5% 人白蛋白目前已获准用于多种适应证（如容量补充、烧伤和低白蛋白血症），但没有证据表明用于急性血容量补充治疗时优于晶体液。

禁忌证

因为价格昂贵且不能用于补充主要氨基酸,人白蛋白溶液不应用作静脉补充营养。

输注

不需要交叉配血试验及输血器。

注意

输注白蛋白,尤其是浓缩白蛋白,可能会导致血管内容量急剧扩张,并有肺水肿(输血相关循环超负荷)的风险。

凝血因子

凝血因子Ⅷ/vWF 浓缩物

介绍

纯化的凝血因子Ⅷ由大量献血者血浆制备而成。凝血因子Ⅷ含量为 0.5～20IU/mg,已有活性更高的制品供应。获得许可的产品经过加热和 / 或化学处理,以降低病毒传播的风险。

凝血因子Ⅷ浓缩物为瓶装冻干蛋白质,标有不同含量,通常含有 500～1 000IU 凝血因子Ⅷ。

传染病风险

目前可用的病毒灭活产品未见传播具有脂质包膜的 HIV、HTLV 和丙型肝炎病毒。对甲型肝炎病毒和人类细小病毒 B19 等无包膜病毒的灭活效果较差,核酸检测(NAT)这些病毒阴性的血浆才能用于制备凝血因子制剂。

保存

冻干制品应按照制造商的说明进行保存。

适应证

凝血因子Ⅷ浓缩物用于治疗血友病 A。

血管性血友病因子的中纯度制品可用于治疗血管性血友病。

输注

浓缩凝血因子Ⅷ制品应按照制造商的说明进行重新溶解和输注。

替代制品

重组 DNA 技术制备的凝血因子Ⅷ制品已上市。临床应用效果等同于来自血浆的凝血因子Ⅷ制品,且不存在传播来自血浆供者的病原体的风险。患者应首选使用重组替代制品。

浓缩凝血因子Ⅸ制品

介绍

它可作为含有纯化凝血因子Ⅸ浓缩物的制品使用。纯化凝血因子Ⅸ制品是由大量献血者血浆制备的。合格制品经过加热和 / 或化学处理,以降低病毒传播的风险。凝血因子Ⅸ浓缩物是瓶装冻干蛋白制品,通常约含凝血因子Ⅸ 350～600IU。

传染病风险

同凝血因子Ⅷ制品。

保存

应按照制造商的说明书存储凝血因子Ⅸ制剂。

适应证

凝血因子Ⅸ用于治疗血友病 B(Christmas disease)。也可用于即刻纠正明显延长的凝血酶原时间

（逆转华法林相关出血）（译者注：在我国此种情况一般使用凝血酶原复合物即刻纠正）。

输注

同凝血因子Ⅷ。

替代制品

- 当无法获得纯化的凝血因子Ⅸ时，凝血酶原复合物浓缩物（也含有凝血因子Ⅸ）可用于治疗血友病 B。
- 通过重组 DNA 方法在体外制备的凝血因子Ⅸ可用于治疗血友病 B。它与重组凝血因子Ⅷ具有相同的优点。

凝血酶原复合物浓缩物（PCC）

介绍

凝血酶原复合物浓缩物可作为含有浓缩凝血因子Ⅱ、Ⅸ和Ⅹ（PCC3-3 因子）或凝血因子Ⅱ、Ⅶ、Ⅸ、Ⅹ（PCC4-4 因子）的制品使用。凝血因子的浓度是 FFP 的 25 倍。

发放单位

每个 PCC 小瓶包含标签指示量的凝血因子Ⅸ。

传染病风险

传染病风险与凝血因子Ⅷ相同。

保存

凝血酶原复合物浓缩物应按照制造商的说明进行保存。

适应证

- 凝血酶原复合物浓缩物适用于使用抗凝剂（例如华法林）过量导致出血的患者一线治疗。
- 凝血酶原复合物浓缩物（首选 PCC4-4 因子）也用于逆转利伐沙班或阿哌沙班相关急性大出血。

禁忌证

凝血酶原复合物浓缩物禁用于弥散性血管内凝血高凝期和肝素诱导的血小板减少症患者。

注意事项

在开始出血的 6～7h 后不要给药（因为这反而增加出血的风险）。PCC 持续时间不到 1d，应同时给予维生素 K 以获得持续效果。

免疫球蛋白制品

正常的人类免疫球蛋白（NHIG）和所谓的"特异性"免疫球蛋白（IgG）制品，含有针对特定生物体的较高效价的抗体，使用这些制品使人体获得免疫的方法称为被动免疫。通常与疫苗（主动免疫）一起使用，以防止感染。关于使用疫苗和免疫球蛋白（主动和被动免疫）的进一步信息可从国家卫生管理部门相应机构获得。

免疫球蛋白制品是由献血者血浆分离制备的。

肌内注射免疫球蛋白

介绍

免疫球蛋白制品是血浆中 IgG 抗体成分的浓缩液。

制品

标准或正常的 IgG 由大量混合血浆制备，含有献血人群接触的病原体抗体。

传染病风险

使用肌内注射免疫球蛋白制品尚未见病毒传播的报道。

适应证

- 超免疫球蛋白或特种免疫球蛋白：来自具有高效价抗特定病原体的患者，如乙型肝炎、狂犬病、破伤风。
- 预防特定感染。
- 治疗免疫缺陷状态。

应用

因会出现严重反应，故不能静脉注射。

抗 RhD 免疫球蛋白（抗 D RhIG）

介绍

抗 RhD 免疫球蛋白由既往接受 RhD 免疫的含高效价抗 RhD 抗体的血浆制备。

适应证

适用于：①预防 RhD 阴性母亲分娩 RhD 阳性婴儿时发生新生儿溶血性疾病；②RhD 阴性患者接受 RhD 阳性血液制品的情况；③可用于治疗特殊情况下的免疫性血小板减少性紫癜患者的治疗。

静脉注射用免疫球蛋白（IVIg）

介绍

与肌内注射制品相同，但经过后续处理使产品安全适用于静脉注射。

适应证

- 原发性免疫缺陷状态。
- 临床意义显著的获得性低丙种球蛋白血症。
- 特发性自身免疫性血小板减少性紫癜和其他一些免疫疾病。
- 川崎病。
- 吉兰 - 巴雷综合征和某些其他神经系统疾病。

Rh 其他特异性的静脉注射免疫球蛋白制品，包括人水痘带状疱疹免疫球蛋白和巨细胞病毒免疫球蛋白。

皮下使用的免疫球蛋白制品也获得许可。相对于静脉注射免疫球蛋白，其优势包括易于给药和副作用较少。

3.7 传染性病原体检测和灭活

献血者的血液中可能携带传染性病原体，有时会持续很长时间，而且不一定表现出任何临床症状或疾病迹象[9-11]。事实上，血液中存在的所有传染性病原体都可以通过输血传播。然而，由于其临床和流行病学相关性，只有少数传染性病原体会在捐献的血液中进行输血前常规筛查。

经输血传播感染的筛查

由于存在输血传播感染的风险，应仅从符合既定筛查标准的献血者采集血液[12]。每单位捐献的血液必须至少进行以下感染筛查[13]：

- HIV-1 和 HIV-2（抗 HIV-1、抗 HIV-2）抗体。

- 乙型肝炎表面抗原（HBsAg）。
- 丙型肝炎抗体。
- 梅毒螺旋体抗体。

可能的情况下，还应包括以下方面的筛查：

- 美洲锥虫病，适用于血清流行率高的国家的献血者。
- 疟疾，献血者存在感染风险。

其他传染性病原体的筛查应符合国家政策，这些政策应反映潜在献血人群中感染性疾病的流行情况。

在所有国家要求的检测被证实结果阴性之前，不应将血液或血液制品用于输血。

人类免疫缺陷病毒

急性"血清学转换"疾病

人群暴露和感染后，病毒血症可能在几天内无法检测到，但可在之后数周内检测到高效价的病毒 RNA 或抗原。感染者可能终生保持传染性。

"窗口期"

从感染到献血筛查检测到病毒（病毒核酸、抗原还是抗体）之间的时间段通常被称为"窗口期"。这个时期捐献的血液已具有传染性。

在早期的抗 HIV 抗体检测中，抗 HIV-1 和 HIV-2 的抗体在暴露于感染后约 21d 即可检测到。病毒 RNA 和 HIV-1 病毒蛋白（命名为 p24 抗原）比抗体早 7d 被检测到。

现行血清学测试结合了抗体和 HIV-1 p-24 抗原的检测，有可能进一步缩短窗口期。

可行情况下，核酸检测技术（NAT）检测 HIV-1 RNA 应包含在筛查项目中，以进一步降低这种病毒特别是窗口期的传播风险。RNA 检测缩短了疾病存在但无法检测的窗口期。

流行病学

各国之间和各国内部，甚至局部地区的人类免疫缺陷病毒（HIV）感染率差异很大。世界范围内估计的 HIV 阳性率对评估特定地区输血传播的风险几乎没有帮助，因此应检测每个潜在献血群体的感染情况。

预防

预防的基础是选择低风险的自愿无偿献血者和排除不合适的献血者。进行人类免疫缺陷病毒筛查检测以便检出并废弃感染者捐献的血液。通过转诊进行咨询和治疗，对阳性献血者保密和进一步管理至关重要。

人类嗜 T 淋巴细胞病毒 1 型和 2 型

人类嗜 T 淋巴细胞病毒 1 型（HTLV-Ⅰ）感染的流行率在世界一些地区很高，尤其是加勒比地区和日本南部。这种病毒会导致神经系统疾病和一种罕见的成人 T 细胞白血病。感染到发病通常会延迟多年，但可能只有一小部分感染者患病。HTLV-Ⅰ 通过输注细胞性血液成分传播。

人类嗜 T 淋巴细胞病毒 2 型（HTLV-Ⅱ）感染与疾病之间的联系尚不清楚。

预防

如果有证据表明献血人群中存在 HTLV 风险或有疾病迹象，则应对献血者进行 HTLV-Ⅰ 和 HTLV-Ⅱ 筛查。HTLV 是一种细胞相关的病毒，因此去除血液成分中的白细胞也能提供一定程度的保护。

乙型肝炎病毒

乙型肝炎病毒（HBV）携带状态在世界许多地区高度流行，在一些地区甚至影响了超过 10% 的潜在献血人群。

HBV 可能导致明显感染或无症状感染。通过血液传播后可能会出现急性肝炎，然后缓解或进展为慢性肝炎。长期后果可造成肝硬化和原发性肝癌。进展为慢性感染可能与感染时的年龄有关：出生第 1 年感染的婴儿 80%～90% 会发展为慢性肝炎，6 岁之前感染的儿童 30%～50% 会发展为慢性肝炎。不到 5% 的健康成年人感染后会发展为慢性肝炎，20%～30% 的慢性感染的成年人会发展为肝硬化和 / 或肝癌[9]。

预防

所有捐献的血液应在输血前进行 HBsAg 筛查。

在可行情况下，核酸检测技术（NAT）检测 HBV DNA 应被纳入筛查项目中，以进一步降低这种传染源的传播风险。

世界卫生组织建议新生儿接种乙肝疫苗，并将其纳入全球婴儿免疫计划。因此，预计 HBV 携带者的数量将逐渐减少。

丙型肝炎病毒

丙型肝炎病毒（HCV）感染通常无症状。大约一半的患者会发展为慢性肝炎，其中一部分最终会发生严重肝损伤。

预防

所有捐献的血液都应进行抗 HCV 抗体的筛查。

在可行情况下，核酸检测技术（NAT）检测 HCV RNA 应被纳入筛查检测项目中，以进一步降低这种传染源的传播风险。

戊型肝炎病毒

戊型肝炎病毒（HEV）感染可引起不同程度的感染情况，从无症状感染、可自行消退的轻度感染，到不太常见的急性严重感染，特别是在妊娠期间。严重的持续性慢性 HEV 感染可能发生，主要发生在免疫功能低下的个体中，且有输血传播的记录[10]。如果实施实验室筛查，只有存在重大 HEV 感染风险的受者才需要筛选血液和 / 或检测 HEV RNA。

梅毒螺旋体

梅毒是由梅毒螺旋体（TP）感染引起的。它本质上是一种性传播疾病，可以通过与病变黏膜的密切接触传播。TP 也可通过输血传播。梅毒检测呈阳性并不一定意味着献血者的血液中存在 TP，也不意味着存在活动性感染，但是在许多情况下，它被认为是高风险性行为的标志。因此，梅毒检测呈阳性者不应被列为献血者。

预防

所有捐献的血液都必须进行 TP 感染血清学检查。不接受 TP 阳性献血者。因为梅毒螺旋体对低温非常敏感，所以捐献的血液在 2～6℃下储存 72h 后几乎可以消除感染的风险。

枯氏锥虫

由枯氏锥虫引起的美洲锥虫病（Chagas disease，又称夏格氏病），可通过输血传播。目前估计，拉丁美洲国家有 600 万～700 万人感染。

锥虫病是由吸血猎蝽虫传播的。这一虫媒生活在城市和农村地区的贫民区中。输血是第二常见传播原因。受感染的献血者中持续的寄生虫血症会导致其捐献血液也存在长期感染性[11]。这种感染在进展阶段是无症状的，但随后会导致慢性且不可逆的病变，包括心肌病、巨食管和巨结肠。

预防

近几十年来，通过消除病媒和对捐献的血液进行检测成功减少了感染者的数量。

疟疾

所有的血液成分都可以携带疟原虫，因此有可能传播疟疾。在非流行国家，输血传播的疟疾罕见（<1/100 万单位）。然而其死亡率很高，往往是因为诊断时没有怀疑到此可能性。

预防

在流行地区，通过显微镜或快速检测方法对所有捐献的血液进行疟疾寄生虫筛查不够敏感，无法识别所有无症状携带者，而抗体检测特异性不够，不能用于所有献血者的常规筛查。

有效预防输血传播的疟疾可以通过以下任一方法实现：

1. 感染高度可疑者，可对受血者使用抗疟药物进行预防。

2. 如有需要，可用抗疟药物先对献血者进行治疗。

在许多情况下，这两种选择可能都不是很实用。因此，在没有预防措施或用药的情况下，必须保持高度怀疑，并尽早使用当地推荐的抗疟方案治疗受血者的疟疾症状。

在非流行地区，应使用严格的献血者选择标准，以排除最近去过疟疾流行地区或患有疟疾的献血者。可用检测抗疟原虫抗体的血清学测试来识别既往接触过疟原虫的情况，并将潜在的无症状疟疾携带者从献血人群中排除。

巨细胞病毒（CMV）

在全球范围内，有很高比例的献血者具有巨细胞病毒抗体。输血传播的巨细胞病毒通常只在孕妇和免疫功能受损患者中引起关注，尤其是：

- 早产儿，特别是 CMV 抗体阴性母亲所生且体重低于 1 200～1 500g 的婴儿。
- 接受 CMV 血清学阴性移植物的 CMV 抗体阴性骨髓受者。

预防

免疫功能低下的患者、CMV 抗体阴性的孕妇、早产儿和接受 CMV 血清阴性的骨髓移植物的 CMV 抗体阴性的受者，应输注 CMV 抗体或去白细胞（白细胞<5×10⁶）的血液制品。在许多国家，白细胞减少的血液成分被认为相当于 CMV 血清阴性血制品，被用于预防输血传播。

西尼罗河病毒、寨卡病毒和其他虫媒病毒

虫媒病毒是一种通常由昆虫或蜱虫传播的病原体。一部分有动物宿主，并多是热带地区特有的疾病。近几十年来，一些由蚊子传播的病毒在以前没有流行过的国家引起了流行。这些病毒中的许多可以通过输血传播，当献血者为无症状携带者，病毒能够在未经免疫的患者，特别是免疫功能低下的患者中引起严重疾病。

这些病毒中，西尼罗河病毒、寨卡病毒和基孔肯雅病毒在一些以前不流行的国家成为新的威胁。由于这些感染的急性性质和无症状感染率高，临床病史和血清学检测对识别病毒携带者相对不敏感。

由于这些原因，在可行且存在社区性传播感染的国家，所有献血都进行核酸检测（NAT）以检测这些病毒，并废弃阳性血。在没有这些和其他虫媒病毒感染的国家或地区，对从流行地区旅行的无症状

献血者规定了特定的延迟期（通常为 28d）。对于疑似或有记录的感染者，需要有较长的延迟时间（通常为 6 个月）。

克 - 雅脑病（CJD）和变异型 CJD（vCJD）

CJD 是一种罕见且致命的退行性神经系统疾病。这种疾病通过受感染的垂体生长激素提取物、移植的角膜和硬脑膜组织以及受污染的神经外科仪器在人与人间传播。该传染性病原体被确定为朊病毒，一种存在于大脑中的蛋白质变体，能够引发严重疾病。

1995 年首次报道了一种新的变异型 CJD（vCJD），发生在年轻患者中。食用受污染的肉类被认为是最重要的危险因素。

对这种新疾病的控制主要是通过公共卫生措施实现的，从人和动物的食物链中检出并处理受污染的牛，采取这些措施旨在降低动物感染的风险。

vCJD 的实验研究已经显示了其潜在的传染性和血液制品感染的传播性。迄今为止，仅发现了少数明显由输血传播 vCJD 感染的病例。

预防

应对 vCJD 威胁的风险最小化策略包括血液制品减少白细胞措施、推迟某些地区献血者献血以及延长流行地区的既往受血者作为献血者的间隔时长。

根据目前的科学研究，排除以下群体献血也是至关重要的：

- 接受过人类垂体提取物（生长激素和促性腺激素）治疗。
- 有 CJD 家族史、GSS（Gerstmann-Straussler-Scheinker）综合征和致死性家族性失眠（fatal familial insomnia，FFI）的捐献者。
- 接受了人类角膜或硬脑膜移植的捐献者。

血小板细菌污染的预防和细菌检测

献血前的健康筛查、经过验证的皮肤消毒和采集方法，以及在血液成分处理过程中严格遵守无菌程序，对于减少血液成分的污染至关重要。将最初的几毫升血液转移到一个采样袋中可进一步减少捐赠者皮肤中潜在的污染。

然而，血小板浓缩物仍然具有很高的细菌增殖风险，因为它们储存在 20～24℃，这个温度适宜多种微生物繁殖。因此，及时检测细菌污染可以提高该成分的生物安全性。

在某些情况下，使用不同的快速细菌生长检测方法以识别和排除受污染的血小板单位。其中包括在输注前培养血小板样本 18～24h，以及快速固相检测革兰氏阳性和阴性细菌细胞壁成分。

产品检验

血液机构和医院血库应制订和实施程序，以确保血液成分在收到后、发出前和输血前进行外观检查。溶血的红细胞浓缩物（上清液中呈亮樱桃红色）不适合输血。红细胞浓缩物呈深紫色甚至黑色，不透明度增加的，存在凝块和纤维蛋白，以及当血小板和血浆中有过量和不寻常的气泡时，都可怀疑被细菌污染。怀疑被细菌污染的血液不能使用。

病原体灭活技术

在血液安全的三大支柱（献血者选择、血液检测和病原体灭活）中，病原体灭活技术是最近引入的，可提供病原体灭活的血液成分，在一些国家用于血浆和血小板成分的制备[14]。病原体灭活（pathogen inactivation，PI）是一种积极主动的策略，可以降低输血传播感染的风险。这些技术有可能减少包括细菌、病毒和寄生虫在内的广泛微生物的传播。用于处理单个血浆单位和血小板浓缩物的 PI 技术已上市，并已在世界许多国家成功实施。

PI 技术可消除或减少与输血相关传染性和非传染性疾病的风险。前者与已知但重现和 / 或新出现的传染性病原体有关，其中虫媒病毒在过去 15 年中已成为主要的输血安全问题。一些 PI 技术的另一个好处是有可能消除与输血相关的移植物抗宿主病的风险，因为这一过程还可以防止血液成分中存在的供体淋巴细胞在受体中的植入和复制。

所有当前的 PI 技术在其功效方面都有局限性。基于氨基水杨酸和紫外线 A（UVA）的系统对无包膜病毒如甲型肝炎病毒、戊型肝炎病毒和细小病毒 B19 无效。基于核黄素 / 紫外线的系统对细菌和一些病毒的作用很弱。基于紫外线的系统对某些细菌和大多数与输血相关的病毒非常有效，但对人类免疫缺陷病毒只有中等成效。此外，这些技术在化学和生物特性、特定成分的活性、代谢产物的产生和不良反应（毒性）方面也有所不同。

尽管存在这些弱点，PI 技术仍有可能为输血增加额外的安全保障。一种独特的产品是有机溶剂 / 去污剂（SD）灭活血浆，这是一种混合的标准化制品。它的缺点是一个血浆可能会污染整个血浆池，但其优点在于抗体和过敏原的稀释和可能的中和，这消除了与输血相关的急性肺损伤（TRALI）风险，并显著减少了过敏反应。

局限性

- 最常用的血液成分，即红细胞的 PI 技术仍在开发中，尚未用于临床。
- 每个国家都需要根据输血风险来考虑 PI 技术的实施。
- PI 技术的引入将增加血液成分制备的成本，因此，需要评估成本效益。由于高昂的费用，核酸检测技术 NAT 和普遍的白细胞去除并未被大多数国家所接受。
- 有可能对受血者产生不良影响，这取决于所选择的方法。与暴露于可能引起 DNA 损伤和同种免疫的新抗原物质有关。需要接受 PI 处理血液制品输注患者的长期临床结果数据，才能得出结论。

参考文献

1. Guide for the preparation, use and quality assurance of blood components, twentieth edition. Brussels: Council of Europe; 2020 (https://www.edqm.eu/en/blood-guide, accessed 1 February 2021).

2. Circular of information for the use of human blood and blood components. AABB, the American Red Cross, America's Blood Centers, and the Armed Services Blood Program [online] (https://www.aabb.org/tm/coi/Documents/coi1017.pdf, accessed 1 April 2021).

3. Acker JP, Marks DC, Sheffield WP. Quality assessment of established and emerging blood components for transfusion. J Blood Transfus. 2016;2016:4860284. doi: 10.1155/2016/4860284.

4. Strandenes G, Berséus O, Cap AP, Hervig T, Reade M, Prat N et al. Low titer group O whole blood in emergency situations. Shock. 2014;41 (Suppl 1):70–5. doi:10.1097/SHK.0000000000000150.

5. Yazer MH, Jackson B, Sperry JL, Alarcon L, Triulzi DJ, Murdock AD. Initial safety and feasibility of cold-stored uncrossmatched whole blood transfusion in civilian trauma patients. J Trauma Acute Care Surg. 2016;81:21–6. doi: 10.1097/TA.0000000000001100.

6. Watson JJ, Pati S, Schreiber MA. Plasma transfusion: history, current realities, and novel improvements. Shock. 2016;46:468–79.

7. Dunbar NM, Yazer MH. Biomedical Excellence for Safer Transfusion (BEST) Collaborative and the STAT Study Investigators. Safety of the use of group A plasma in trauma: the STAT study. Transfusion. 2017;57:1879–84. doi: 10.1111/trf.14139.

8. Barelli S, Alberio L. The role of plasma transfusion in massive bleeding: protecting the endothelial glycocalyx? Front Med (Lausanne). 2018;18;5:91. doi: 10.3389/fmed.2018.00091.

9. Hepatitis B [online]. Geneva: World Health Organization; 2018 (https://www.who.int/news-room/fact-sheets/detail/hepatitis-b, accessed 1 February 2021).

10. Bi H, Yang R, Wu C, Xia J. Hepatitis E virus and blood transfusion safety. Epidemiol Infect. 2020;148:e158. doi:10.1017/S0950268820001429.

11. Leiby DA, Herron RM, Jr, Garratty G, Herwaldt BL. Trypanosoma cruzi parasitemia in US blood donors with serologic evidence of infection. J Infect Dis. 2008;198:609–13.

12. Blood donor selection: guidelines on assessing donor suitability for blood donation. Geneva: World Health Organization; 2012 (https://www.who.int/bloodsafety/publications/bts_guideline_donor_suitability/en/, accessed 1 February 2021).

13. Screening donated blood for transfusion-transmissible infections: recommendations. Geneva: World Health Organization; 2010 (https://www.who.int/publications-detail- redirect/screening-donated-blood-for-transfusion-transmissible-infections-recommendations, accessed 1 February 2021).

14. Schenkle P. pathogen inactivation technologies for cellular blood components. Transfus Med Hemother. 2014;41:309–325.

4

第4章
临床输血程序

要点

1. 在正确的时间将正确的血液输注给正确的患者是一项涉及许多医护人员的团队努力的结果。

2. 明确的沟通策略、既定的政策、书面的标准化程序和员工培训是安全输血实践的关键。

3. 概述了以下详细信息：
   - 输血前实验室检测要求。
   - 血液储存和运输要求。
   - 血液管理程序。

4. 讨论了血液成分的适应证和输血过程。

学习效果

学习本章后，你将能够描述：
- 临床安全输血实践原则，包括患者识别、成分选择和输血过程中的监测。
- 实验室相容性检测原则。
- 血液成分选择原则，包括对改良成分的要求。

4.1　引言：在正确的时间将正确的血液输注给正确的患者

一旦作出了输血的决定，输血过程中涉及的所有人员都有责任确保在正确的时间将正确的血液输注给正确的患者。框 4.1 总结了这一过程中的主要步骤，并概述了参与输血的各种卫生专业人员的职责。

每所开展输血的医院，应始终遵循血液临床使用的国家指南。当地输血委员会应监控临床用血情况并回顾输血反应。还应确保其遵守国家指导方针，并监督其进行适当的培训。

质量体系要求对所有参与输血并涵盖整个输血过程的工作人员进行初步培训和持续能力评估。定期对所有流程计划进行检查，也有助于通过强调程序或培训的必要变化，来提高质量。

此外，确保血液使用政策得到遵守的临床审核是一个重要的质量改进工具。可提供带有审核标准的指导方针。

每家医院都应确保具有：

- 用血申请单。
- 用于常见外科手术的最大手术用血量申请表（MSBOS）。
- 血液、血液制品和输血替代品使用的临床指南和实验室指征。
- 明确医务人员、血库和护理人员、助产士以及助理和学生的职责。
- 临床输血过程中各个阶段的标准操作程序（SOP）。
- 临床和实验室审核的结果反馈有助于持续的实践改进。

所有参与输血过程的工作人员都应接受培训，并遵守 SOP。标准操作规程的制订需要当地输血服务机构或血库的参与。理想情况下，标准操作规程是与医务和护理人员合作制订的。这些标准通常基于国家或国际标准，并根据当地使用情况进行调整。所有参与输血过程的工作人员都应掌握书面程序[1-4]。

医院管理层应明确规定谁将负责保持 SOP 不断更新和能够被工作人员所了解，以及谁将负责培训临床工作人员如何输血，并在输血时和输血后监测患者。

框 4.1　临床输血过程中的步骤

在正确的时间将正确的血液输注给正确的患者

1. 评估患者的临床用血需求以及要求输血的时间。（临床 / 医生）4.1
2. 将建议的输血治疗告知患者或监护人，并记录同意书和输血适应证。（临床 / 医生）4.2.1
3. 确定输血的紧迫性。（临床 / 医生）4.2.2
4. 如果急需血液，请通过电话联系血库或使用批准的紧急用血方法处理。（临床）4.2.3
5. 选择所需的血液制品种类和需要的数量。对于常见手术，使用血液申请方案作为确定血液需求的指南。（临床 / 医生）4.2.4
6. 准确、清晰地填写用血申请单。（临床）4.2.6
7. 在床边核实患者的身份。（临床 / 实验室）4.2.5
8. 获取并正确标记血液样本进行相容性检测。（临床 / 实验室）4.2.7
9. 把用血申请单和血样送到血库。（实验室 / 临床）4.3
10. 进行输血前检测并选择配合的血液。（实验室）4.3
11. 由指定的工作人员运送血液制品（保持规定的运输条件）。（实验室 / 临床）4.4
12. 如果不立即输注，将血液制品储存在正确的储存条件下。（实验室 / 临床）4.4.2
13. 核对：（临床）4.6
    - 患者
    - 血液制品
    - 患者的血液申请表 / 单

14. 检查所需的预用药。(临床)4.7
15. 记录基本生命体征(血压、呼吸频率、体温和脉搏)。(临床)4.7.1
16. 输注血液成分。(临床)4.7.2
17. 在患者病历档案上记录:(临床)4.7.4
    - 输注的每份制品的种类和容量
    - 输注的每份制品的唯一性献血编号
    - 输注的每份制品的血型
    - 每袋血制品开始输注和结束的时间
    - 输血操作者签名
18. 在输血之前、之中和之后监测患者。(临床)4.7.3
19. 识别输血反应,一旦出现,立即采取措施。(临床)4.7.4
20. 将任何输血反应记录在患者病历中,并根据医院政策和程序进行报告。(临床/实验室)4.7.4

4.2　申请血液成分

4.2.1　获得输血知情同意书

一旦决定有必要输血,作为知情同意的一部分,治疗医生向患者(或监护人)解释输血具有十分重要的意义。同意书的讨论应记录在患者的病历中,或在给出解释后患者签署的特定知情同意书上。

输血同意的讨论包括:
- 关于输血的预期益处以及需要输血的原因。
- 输血潜在的非传染性和传染性危害。
- 不接受输血的潜在风险。
- 概述适用于当前医疗条件的可用替代方案。
- 给患者提问的机会。
- 获得同意的文件和输血适应证。
- 患者的书面文件,说明所输的成分。

在紧急情况下可能会放弃输血同意书。同意书也可以用来记录拒绝输血的情况,比如一些有特定宗教信仰的患者可能会选择不接受任何血液成分。在某些情况下,血浆组分和自体或非细胞血液成分可能是可以接受的,应讨论这些选择。

由于患者可能不记得同意书讨论的过程,因此在医疗法律环境中,向患者提供信息并书面记录患者的回答是有价值的。重要的是熟悉当地的法规。

4.2.2　确定输血的紧迫性

当有临床适应证和实验室指征需要输血时,申请程序将取决于需求的紧迫性,定义如下:
- 紧急需要,立即使用(如果血液制品没有保存在急诊室或重症监护室,则在 10～15min 内)。
- 急用(1h 内)。
- 常规但明确需要输血(3～4h 内)。
- 常规,可能需要血液。

紧急血液需求可以称为"紧急"或"stat",尽快发放特异型或不匹配的 O 型红细胞。重要的是,要确保临床和血库工作人员使用的具体用词达成一致,以避免误解。紧急情况的类别可以用特定的语言来表示预期的血液输送时间。

常规血液申请要开具交叉配血,并且要求患者和献血者做血型鉴定,患者抗体筛查和相容性检测。

可能需要血液时,可以开具血型鉴定和抗体筛查。这种情况只做患者血型和抗体筛查,在申请红细胞之前,不进行献血者选择或相容性检测(图 4.1)。

图 4.1 血液申请政策

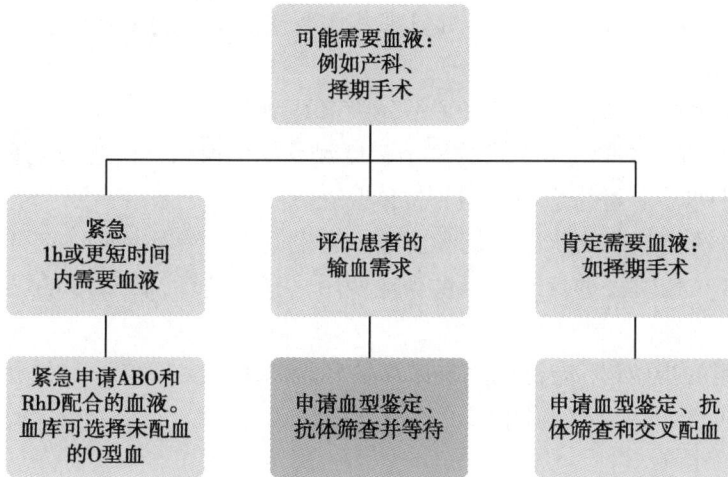

4.2.3 紧急情况下申请血液

在急诊科、手术室或产房,经常需要紧急申请血液。可能会有数名大出血的患者需要马上输血。在这种情况下,识别患者身份和粘贴血样标签方面的错误很容易发生。在紧急情况下申请血液的程序必须明确和简单,并为所有的工作人员所熟悉和遵守(框 4.2)。

框 4.2 紧急情况下申请血液

1. 插入静脉(IV)插管,采集血样进行相容性检测。
2. 对于每位患者,应在其病床旁为血样管和血液申请表标注患者的姓名、出生日期以及唯一性医院编号。如果无法识别患者,根据医院 SOP 使用紧急参考号码。
3. 通过电话传达输血请求,并将样本运送到血库;确保血库被告知患者的位置和任何转移到其他临床区域的情况。
4. 对同一患者的所有后续请求使用一致的患者标识符。
5. 确定一名工作人员申请血液并与血库沟通。如果同时有几名受伤者接受治疗,这一点尤为重要。
6. 传达输血请求的紧迫性。
7. 确保医生和血库都知道:
   - 谁将检测样本和血液成分运送到血库或从血库运出。
   - 患者会在哪里。

注意
1. 如果没有时间完成输血前检测,血库将发出 O 型非交叉配血的血液。
2. 非交叉配血的紧急血液(O-RhD 阳性或 O-RhD 阴性)可以在下班后和 / 或在医院的某些地点常规从应急冰箱中获得。
3. 有关所输注血液成分的完整文档,包括输注单位数,应在输血后尽快反馈给血库。

4.2.4　择期手术订血

血液订单和手术时间之间有足够的时间可以完成相容性检测，有助于确保相容性血液的可用性。择期手术用血的要求应遵循当地的血液订购时间表。

许多择期手术需要输血的可能性很小。因此，没有必要对每个外科手术常规进行输血前检测（交叉配血）。

避免不必要的交叉配血可以节省时间和金钱，同时仍然确保所有需要血液的患者都能随时获得血液。确定那些应该进行"定型和筛查"的外科患者（见 4.3.4 节），并且那些需要交叉配血的患者可以通过制订最大手术用血量申请表（MSBOS）来确定。

MSBOS 是每种选择性外科手术的预期用血情况表。它列出了每种手术类型常规交叉配血的血液单位数。它应该反映常见手术的预期用血情况，并取决于手术的复杂程度和预期失血量。MSBOS 还应告知那些只在极少数情况下需要输血的手术患者进行血型鉴定和抗体筛查。

MSBOS 应由医院输血委员会与负责申请血液的临床医生们和血库一起根据当地情况制订。它可以根据国家指南进行编制，也可以根据 MSBOS 模板进行改编以供当地使用。有关制订 MSBOS 的详细信息，请见第 8 章。

MSBOS 是优化血液使用和相容性检测的指南，不应否认由临床评估确定的患者实际需求。在由经验不足的工作人员管理术前订血的医疗机构，标准化订血做法可能特别有益。

应定期审核和调整 MSBOS，以确保其保持有效性。

4.2.5　患者识别

在进行输血前检测的血液采样之前，应使用唯一的身份腕带或其他附着的标记清楚地识别每个患者：
- 唯一性住院号。
- 全名。
- 出生日期。

如果没有明确的身份识别和患者识别的政策，就不能安全地给予特定血型的血液。患者的唯一标识符应用于血样管、血液申请单和所有检测文件。

如果患者入院时不能被可靠地识别，应该一直以住院号来识别患者，直到全面准确地获得患者的详细情况，并将这些情况告知医院血库。对于随后的检测和输血，唯一的医院 ID 号应正式与患者的姓名和出生日期相关联。

4.2.6　血液申请单

当需要输血时，开处方的临床医生必须填写一份标准的血液申请。所有要求的详细资料必须准确、清晰地填写。

血液申请单示例如图 4.2 所示。这有时包括输血前检测记录，该记录应在血液发放前在实验室完成。

血样和申请表的基本信息包括：
- 唯一性患者标识（见 4.2.5 节）。
- 所需血液成分的数量和类型。
- 何时、何地需要血液。

当血液申请表或患者血样标识不充分，或者细节不符时，血库工作人员拒绝对样本进行检测是正确的，因为这些样本经常在试管中含有错误的患者血液（称为 WBIT 错误）。

图 4.2 用血申请单式样

医院名称：_____   申请日期：_____

患者信息

姓氏：_____   生日：_____   性别：_____

名字：_____   病房：_____

门诊/住院号：_____   血型（如果知道）：   ABO [　　]

地址：_____   RhD [　　]

_____

病史

诊断：_____   意外抗体：   是/否

输血原因：_____   输血史：   是/否

血红蛋白：_____   输血反应：   是/否

相关病史：_____   孕产史：   是/否

申请

[　] 定型、筛选和保存患者血清   全血   [　　　]   单位

[　] 提供血制品   红细胞   [　　　]   单位

申请日期：_____   血浆   [　　　]   单位

申请时间：_____   浓缩血小板   [　　　]   单位

运送地址：_____

医生（打印）：_____   签名：_____

注意：本血液申请单如未签字或者有任何空缺项目将不被接受

仅供实验室使用

患者 ABO [　　]   RhD [　　]

献血袋编号	献血者血型		交叉配血试验					发血日期	发血时间
	ABO	Rh	抗体筛查试验	AHG配血	室温盐水配血	配血日期	配血时间		

检测者签名：_____

4.2.7　血样用于血型和相容性检测

框 4.3 概述了采集血液样本进行输血前检测所涉及的步骤。

所有负责采集血样的工作人员都应接受专门的培训。如果可能,应遵循国家规定或标准。如果没有这些资料,可以从国际出版物中改编。

除非血样上的所有患者详细信息与血液申请单上的信息相匹配,否则血库不应接受血液申请。当细节不相符时,需要新的样本和申请单,如果在检测完成之前需要紧急输血,可以考虑使用未配血的 O 型红细胞。

框 4.3　采集血液样本进行输血前检测的程序

1. 如果患者能回答,请他或她说出自己的姓名和出生日期。如果患者无法回答,请亲属或工作人员核实患者的身份。
2. 对照以下内容核对患者姓名:
   - 患者的身份腕带或标签。
   - 患者病历。
   - 填写好的血液申请单。
3. 将血样放入合适的试管中。
4. 采集血样后,立即在患者床边清晰准确地标记样本管。切勿在远离患者的地方给样品贴上标签。标签应包括:
   - 姓名。
   - 出生日期。
   - 住院号。
   - 位置。
   - 日期。
   - 采样者签名 / 文件。
   切勿签收同事采集的样本。确保患者姓名拼写正确。
   在采集样本之前不要给试管贴标签,因为有可能将预期患者的血液放入错误的试管中。
5. 可能需要一份医疗记录条目,注明采集的时间和日期以及项目。
6. 把血样和申请单送到血库。

4.3　血型和输血前检测

国际输血协会(ISBT)红细胞免疫遗传学和血型术语工作组认可并定义血型系统[5]。

ABO、Rh、Kell、Kidd、Duffy、MNS、P、Lewis 和 Lutheran 是 9 个主要的血型系统。对于其中一些血型,其相关抗原的抗体具有临床意义,因为它们可以引起急性溶血性输血反应、迟发性溶血性输血反应和 / 或胎儿与新生儿的溶血病[6-10]。

输血前检测的主要目的是:

- 确保输注的红细胞与患者血浆中的抗体相配合。
- 避免在患者体内刺激产生新的红细胞抗体,特别是抗 RhD 抗体。

输血前检测程序包括以下患者试验:

- ABO 血型。
- RhD 血型。
- 抗体筛查。
- 抗体鉴定,如果筛查呈阳性。

输血前检测程序确认供者：

- ABO 血型。
- RhD 血型。
- 与患者抗体相对应的抗原类型（表型），如果存在的话。

下一步输血前检测包括相容性检测。

除了血型检测外，血库还负责：

- 确保只有经过检测并且检测结果为输血传播疾病试验阴性的血液进行相容性检测。
- 确保 ABO 和 RhD 血型清晰和正确地标识于献血者红细胞单位上。
- 检查确认申请单已完整地填写，同时申请单上的细节与患者血样上的完全一致。
- 选择血液成分：必要时应与申请医生讨论可能的替代品。
- 进行相容性检测（交叉配合），并确保为患者提供 ABO 和 RhD 血型均配合的安全血液。
- 为配合的血液贴上针对特定患者的专门标签，并按需要发放：血库可以根据当地政策在有限的时间内保留这些血液。
- 对在紧急情况下发放的未经交叉配合的 O 型红细胞进行适当鉴定。

4.3.1　ABO 抗原和抗体

ABO 血型在红细胞输注中是最重要的。红细胞分为：O 型、A 型、B 型和 AB 型。缺乏 A 或 B 抗原的个体在血浆中具有与红细胞或其他组织中缺失的抗原相对应的抗体（表 4.1）。ABO 的红细胞抗原检测有时被称为"正定型"，而血浆（或血清）中相应抗体的检测被称为"反定型"（表 4.1）。

ABO 抗原和抗体检测对患者和供者检测都很重要。抗 A 和抗 B 抗体是"天然"产生的，不需要相应的抗原事先致敏。因此，这些抗体几乎存在于所有个体中。

表 4.1　ABO 血型的预期正定和反定反应

血型	正定（抗原检测）		反定（抗体检测）	
	抗 A 血清	抗 B 血清	A 型红细胞	B 型红细胞
	患者 / 供者红细胞		患者 / 供者血浆	
A	+	−	−	+
B	−	+	+	−
O	−	−	+	+
AB	+	+	−	−

+，凝集；−，不凝集。

4.3.2　ABO 不配合：溶血反应的风险

安全输血取决于避免供者红细胞和患者抗体的不配合。严重的急性溶血性输血反应几乎总是由于输注了与患者 ABO 血型不匹配的红细胞。这样产生的反应可能是致死性的，通常是在采集血样或者输血时，患者身份确认方面出现了差错引起的。

受者体内的抗 A 或抗 B 抗体几乎总是能够立即破坏（溶血）进入循环中的不匹配红细胞。由于 O 型红细胞缺乏 A 抗原和 B 抗原，若在输血前来不及进行交叉配血，O 型血可以输给任何 ABO 血型的个体。

在某些情况下，例如血浆和全血输注，献血者抗体与患者红细胞配合或以低滴度存在也很重要。

然而，并不是在所有情况下都必须输注 ABO 血型一致的血液。可以选择配合的血型（表4.2）。

由于 ABO 配合性对安全输血的重要性，理想情况下，对患者和供者样本的 ABO 检测应在多个样本上进行确认，以确保检测结果匹配。可以将当前样本与历史输入结果进行比较，或者可以在与第一个样本不同时间采集的第二个样本上确认血型。同样，献血者 ABO 检测应在献血者血液采集和标记时进行，并在输血机构再次进行检测。

应保留献血者和受者 ABO 血型的详细记录，并在血型检测时作为 ABO 确认的一部分进行常规审核。

表 4.2   ABO 系统中红细胞、血小板和血浆的配合性

受者血型	受者红细胞上的 A/B 抗原	受者血浆中的 A/B 抗体	供者的配合血浆	供者的配合红细胞	可接受血小板血型
A	A	抗 B	A、AB	A、O	A、AB、B、O
B	B	抗 A	B、AB	B、O	B、AB、A、O
AB	A、B	无	AB	A、B、AB、O	AB、A、B、O
O	无	抗 A、抗 B	A、B、AB、O	O	O、AB、A、B

改编自 Gupta A，Bigham M. Blood components. In：Clarke G，Chargé S，editors. *Clinical guide to transfusion*［Online］. Ottawa：Canadian Blood Services；2021.

4.3.3   RhD 抗原和抗体以及其他血型抗原

红细胞有许多非 ABO 抗原。与 ABO 系统相反，这些血型系统中的抗体是"获得性抗体"。个人很少产生针对这些抗原的抗体，除非他们在既往输血或者妊娠和分娩过程中与这些抗原有过接触。

非 ABO 抗原中最重要和最具有抗原性的是 RhD 抗原。抗原阴性个体被 RhD 阳性红细胞致敏后，产生抗 D 抗体。例如，一个 RhD 阴性的妇女在怀了 RhD 阳性的婴儿或输入 RhD 阳性的红细胞后产生抗 D 抗体。即使只输一次 RhD 阳性红细胞给 RhD 阴性的个体，也可能引起抗 D 同种免疫。

抗 D 抗体是"具有临床意义的抗体"。这表明它们会导致：

● 抗 D 抗体致敏的受者体内快速破坏 RhD 阳性红细胞的溶血性输血反应。

● 既往 RhD 致敏的 RhD 阴性妇女在其后的妊娠中发生新生儿溶血症。

RhD 暴露通常会导致 RhD 阴性个体的同种免疫，因此可试着给这些个体输入 RhD 阴性的血液以防止抗 D 抗体的产生。这对妊娠期妇女尤为重要。

人类红细胞上还有许多其他抗原，例如：

● Rh：C，c，E，e。

● Kell：K，k。

● Duffy：Fy^a，Fy^b。

● Kidd：Jk^a，Jk^b。

与抗 D 一样，这些血型系统中的抗体主要是通过输血或妊娠和分娩过程中接触相应抗原后获得的。这些抗体可能具有临床意义。

在受者血浆中存在具有临床意义的抗体时，应选择输注相应抗原呈阴性和 / 或交叉配血配合的红细胞。

在没有发现接受者血浆中含有相应抗体的情况下，为红细胞进行预防性的抗原表型匹配并非常规操作。然而，确实存在一些特定的患者群体，他们可以从这种"抗原匹配"的红细胞中获益，特别是那些需要长期接受输血治疗的患者。

预防性抗原配合对镰状细胞病或地中海贫血患者尤为重要。如有可能,应向这些患者提供 Rh (CcDEe)和 Kell 配合的红细胞。这种策略可以防止形成针对这些红细胞抗原的抗体以及相关的并发症。

4.3.4　血型与抗体筛查

所谓的"血型与抗体筛查"程序,也称为血型定型和抗体筛查。

鉴定患者的 ABO 和 RhD 血型,并进行抗体筛查试验。如果筛查结果呈阴性,则血浆(或血清)在实验室贮存(冷藏或冷冻)数天。对于输过血或妊娠的患者,血型和筛查的有效性通常为 72h(3d),对于正在接受择期手术评估的未输血、未妊娠患者,有效期最长为 45d。

如果患者具有有效的血型和筛查结果,血库通常只需要 15～30min 即可给该患者发放交叉配合的血液。

如果首次样本的抗体筛查呈阳性,则进行抗体鉴定,并通过抗原分型找到抗原阴性的供者血液,然后进行交叉配血。随后,这些血可以在预定时间内为患者保留。

这种方法优化了血库的红细胞库存,避免必须为不太可能输血的患者进行交叉配血而准备血液,同时保证一旦需要紧急输血,可以确保向患者迅速供血。

4.3.5　血清学相容性检测

血清学交叉配血是指通过混合患者血浆和供者红细胞来检测患者和供者样本的配合性,并评估凝集和溶血情况。如果没有凝集或溶血,供者和受者是配合的。

完整的血清学交叉配血包括几个步骤,首先是在细胞和血清混合和离心后立即评估凝集或溶血。这一步被称为立即离心(IS)交叉配血。

下一步包括在 37℃下孵育细胞和血清,然后洗涤、离心并观察凝集。这一阶段将检测不常见的免疫球蛋白 M(IgM)抗体,这些抗体直接交联细胞并在 37℃时有反应。洗涤后,加入抗人球蛋白(AHG),细胞再次孵育、离心,并观察试管凝集。这被称为 AHG 交叉配血。这一反应阶段检测患者血浆中与供者红细胞结合的免疫球蛋白 G(IgG)抗体。

这个完整的血清学交叉配血步骤可检测 IgG 抗体和 IgM 抗 A 和抗 B 抗体,是最敏感的相容性检测。它可以通过添加增效剂如聚乙二醇(PEG)或低离子强度盐溶液(LISS)增强,从而缩短孵育时间并增加抗体检测的敏感性。

如果患者的抗体筛查结果为阴性,并且没有临床上有意义的红细胞同种抗体史,则交叉配血可缩短为 IS 交叉配血。这里,IS 交叉配血确保了供者和受者 ABO 血型的配合性。IS 交叉配血可以在大约 5min 内完成,这在紧急输血时非常有用。

红细胞输注后,受者可能偶尔会在几天到几周内产生针对供者红细胞抗原的抗体。

对于之前接触过红细胞并产生抗体的受者,重复输注红细胞可导致回忆性抗体反应,抗体水平在几天内迅速升高。

为了发现新的抗体,广泛建议在计划输血前 3d(72h)内进行输血前抗体筛查和相容性检测。对于正在进行的输血,通常需要每隔 3d 重复检测一次。血型和检出的抗体记录需要永久保存。

每次申请输血时必须审核记录,以确保 ABO 和 Rh 血型与历史记录一致,并考虑到之前检测到的抗体。

新生儿输血是一种特殊的检测情况,因为大多数新生儿的血浆中没有抗 A 或抗 B 抗体。对新生儿进行血型检测时,可以只检测正定型。新生儿样本的交叉配血可能涉及用 ABO 血型配合的供者红细胞检测母体血浆,因为新生儿的抗体是被动地从母亲那里获得的。在出生后的前 4 个月,首次交叉配血后一般不需要重复进行相容性检测,因为新生儿不会产生新的抗体。不同地方政策可能有所不同。

4.3.6　其他保证红细胞配合的系统

在一些国家,采用"床边"试验鉴定患者和供应血液的 ABO 血型。这种试验采用预先已经过定型试剂处理的定型卡进行,该卡片附有详细说明。

另一种方法称为计算机交叉配合,依赖于经过验证的系统来确认患者样本和供者红细胞的检测结果。该系统要求供者血液有两次 ABO 检测,患者样本有两次 ABO 检测和一次抗体筛查阴性,且无抗体历史记录。计算机根据抗体筛查阴性且抗体史呈阴性的患者的检测结果确认 ABO 配合性。

4.3.7　配合性问题

如果抗体筛查或交叉配血阳性表明存在抗体,则需要进一步检测。一旦确定了抗体,就可以提供相应抗原阴性的红细胞。

对于有红细胞抗体的患者来说,配合的供者红细胞对于避免溶血性输血反应是必要的。根据抗体的不同,寻找抗原阴性红细胞和进行相容性检测可能会造成相当大的延迟。

当需要紧急输血且无法立即获得配合红细胞时,必须权衡延迟输血的风险与溶血性输血反应的风险。非 ABO 抗体最有可能引起迟发反应,这可能比延迟输血对患者造成的风险更小。

当患者有泛反应性自身抗体时,有时需要输注不相容的红细胞。同样,在这种情况下必须权衡停止输血的风险与溶血反应的风险。理论上在这种情况下,应输注与受体红细胞表型尽可能配合的供者红细胞。例如,如果可能的话,可以向受者提供经检测 C/c、E/e 和 Kell 与受者红细胞表型相配合的红细胞。

4.4　输血前血液的领取

输血反应的一个常见原因是给患者输了本来为其他人准备的血液。这可能是由于从血库领取血液时出错造成。因此,制定从血库领取血液的标准操作程序至关重要。应对员工进行适当培训,并遵循相关程序。

框 4.4 举了个例子。

框 4.4　血库取血程序

> 1. 携带一份能够确认患者身份的单据。
> 2. 检查以下附在血袋上的配合标签上的内容是否完全与患者病历档案上的相吻合:
>   - 患者姓名。
>   - 患者住院号。
>   - 患者所在病房、手术室或诊室。
>   - 患者的 ABO 和 RhD 血型。
>   - 血袋的 ABO 和 RhD 血型。
> 3. 在取血登记表上要求填写的内容包括:
>   - 签发时间。
>   - 发放的 ABO 血型(可能是 ABO 配合或 ABO 相同)。

4.4.1　贮存和运输血液成分

有关贮存温度和贮存期限的详细信息,请查阅血液供应商提供的血液和血液成分信息通告。

4.4.2　贮存和运输要求

血液成分的正确贮存取决于：

- 定期监控贮存设备，包括血库冰箱、冷冻箱和血小板振荡箱以及微型血液冰箱。
- 血液和血液成分运输过程中的温度控制。

血液成分的贮存和运输有两条规则：

- 4h 规则：输血应在开始后 4h 内完成。输血必须在从受控温度贮存中取出血液或血液成分后 30min 内开始。
- 30min 规则：在没有开始输血的情况下，离开受控温度贮存超过 30min 的血液成分应丢弃。

请注意，在一些国家，这一规则正在演变，更多信息可以在已公布的血液管理指南中获得。

- 用于贮存血液的设备应定期维护并连接到应急电源，且按规定的时间间隔进行检查，以确保在需要时立即切换到应急电源。
- 贮存设备应带有声音信号的警报。警报激活点应设置在血液成分达到不可接受的温度之前有时间采取纠正措施的温度。每天至少应监控设备两次，并且必须保留记录。
- 贮存设备中使用的温度计应至少每年与经过认证的校准温度计进行核对，并记录检查情况。
- 当贮存血液的设备发生故障时，应制订有可供替代的贮存安排的程序。
- 一旦血液成分离开指定的贮存设备，应在取出后 30min 内开始输血。如果输血延迟，可存放在温度监测的卫星血液冰箱或经过验证的转运盒中。
- 通常，在指定时间间隔内，对转运盒内血液成分的数量和类型进行验证。
- 临床工作人员负责确保血库发放的血液成分直到输注前保持在正确的温度。
- 所有取血的临床工作人员都应接受培训，遵守血液冷藏程序。
- 当与试剂或血液样本一起贮存在冰箱中时，应将成分隔离以避免可能的污染。
- 仅当需要取出或放入血液时才打开冰箱的门。
- 血液的摆放要让空气能循环流通。将血液竖立放置（例如放置于篮中）或平放于货架上。
- 应记录从受控的贮存条件下取出血液的时间。

4.5　目视检查

必须检查血液成分是否有变质迹象，并将目视检查记录在案[11]。

变色或渗漏迹象可能是血液受到细菌污染的警告，并可能导致输血传播脓毒症，对受者造成严重或致命的后果。其他目视标志可能暗示供者或生产问题导致成分损害。

当血液成分未能通过目视检查时，应遵循医院的行动规程和报告程序。该血袋应被隔离以防止使用，并应贴上清晰的标签，并与常规库存分开。

4.5.1　何时进行目视检查

应进行变质迹象的检查：

- 在送往另一个场所之前。
- 从供应商或其他场所收到后。
- 在成分生产过程中。
- 在相容性检测时。
- 从血库发出之前。

- 到达病房或手术室时。
- 返回库存后。
- 当报告输血反应时。

4.5.2 如何对血液成分进行目视检查（图4.3）

- 血液制品的检查应在光线充足的区域进行。
- 不应使用血袋的分段来评估红细胞成分，因为它们可能无法反映血袋的内容物。
- 将红细胞混合、静置，直到可以看到血浆层的颜色。
- 请注意，正常的冷沉淀凝血因子在袋底表现为黏稠、不透明、白色浓缩沉淀物，解冻后看起来是一种均匀、黏稠的白色液体。
- 评估红细胞上清液和血小板或血浆中的溶血（浅粉红色至暗红色）。
- 检查红细胞是否出现深紫色至黑色的变色，这表明可能存在细菌污染。
- 检查任一成分中是否有大的或异常的气泡、凝块、纤维蛋白、灰色变色和混浊，这也可能表明有细菌污染。
- 注意任何凝块或纤维蛋白（由小到大的暗红色或紫色团块和/或白色团块或线状束，操作时不会散开）。
- 评估脂血症（不透明或乳白色）。
- 评估黄疸（亮黄色至棕褐色外观）。
- 注意细胞聚集物（白色或不透明的团块，不会随着操作而散开）。
- 寻找冷凝集素（大的红细胞块，不会随着操作而散开）。
- 检查血袋是否有任何损坏或渗漏的迹象。

4.5.3 针对受感染成分的措施

如果有溶血的迹象、变色或导致怀疑细菌污染的特征，血袋损坏或渗漏，血袋中出现大凝块、纤维蛋白、细胞聚集物或冷凝集素，则不应输该袋血。必须通知血库，并将血袋丢弃或隔离以进行进一步评估。

含有脂血或黄疸的血液成分通常可用于输血，除非这些特征干扰了检测。

图4.3 红细胞、血小板和血浆变质的迹象

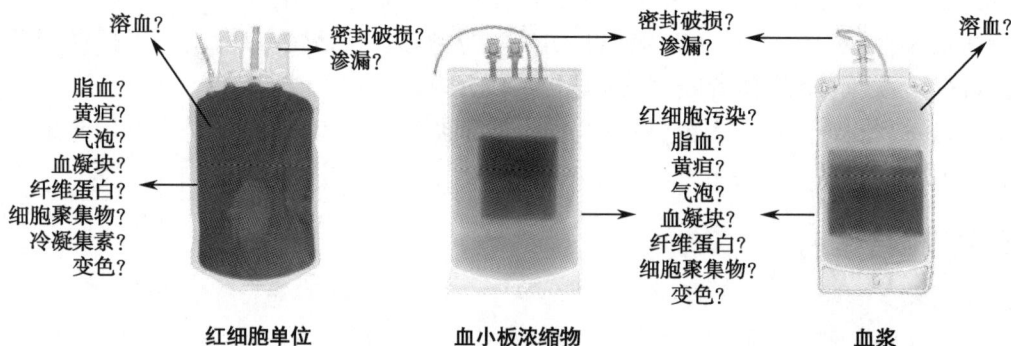

红细胞单位　　　　血小板浓缩物　　　　血浆

如果出现任何溶血、细菌污染、血袋破损/渗漏、凝块/纤维蛋白、细胞聚集物或冷凝集素的迹象，不得输血，必须立即通知血库。

来源：Reproduced with permission from Visual Assessment Guide. Ottawa: Canadian Blood Services; 2009.

4.6　输血前步骤

在获得用于输注的血液成分之前,应检查患者病历中的输血申请和同意记录。血液成分应根据当地程序从医院血库或卫星血液冰箱获取和运输。

输血前,确认患者的身份并在受者在场的情况下进行血液成分验证是至关重要的。这在紧急情况下尤其重要,应检查紧急身份标识符。

身份核对以确认血液成分对已识别患者而言是正确的,这一点是检测识别错误和防止潜在不配合输血的最后机会。

4.6.1　输血说明和血液成分申请

- 输血申请和血液执行指令由医生或授权医生开具。
- 最近的实验室数值和患者状况决定了输血的必要性,并指导适当剂量和输注速度。
- 表 4.3 中列出的血液检测可用于监测输血的必要性和 / 或有效性。

表 4.3　血液检测可用于监测输血的必要性和 / 或有效性

血液成分 / 制品	实验室血液检测
红细胞	血红蛋白
血小板	血小板计数
冰冻血浆	国际标准化比率(INR)
冷沉淀凝血因子 / 低温沉淀物	纤维蛋白原

- 输血须知必须包括:
  - 患者的姓名以及唯一性标识。
  - 所在病区。
  - 诊断 / 指征。
  - 所需血液成分的类型。
  - 所需单位数或容量(儿科患者)。
  - 患者的体重(儿科患者)。
  - 紧急输血。
  - 有无特殊用血要求(例如辐照或洗涤)。
  - 输注速度。
  - 必要时使用预用药或利尿剂。
  - 申请医生的名字。

4.6.2　输血所需的耗材要求

输注血液制品的套管:
- 应该使用保护静脉不受损伤的柔性塑料。
- 必须是无菌的,一次性的,并且不能重复使用的。
- 推荐的静脉通路大小(表 4.4)。

表 4.4   输注血制品的套管尺寸

血液成分	静脉通路规格
红细胞 - 成人常规输血	20~22G
红细胞 - 成人快速输血	16~18G
其他血液成分	任何尺寸
儿童	22~25G
所有成分 - 成人和儿童	中心静脉通路装置（CVAD）

注：在压力下使用小静脉套管快速输血会引起溶血。

- 应通过标准的输血器输注去除白细胞的红细胞和血小板、冰冻血浆和冷沉淀凝血因子，该装置包含一个去除纤维蛋白丝或凝块的 170~260μL 的过滤器。
- 预充输血管路，完全湿润过滤器。对于儿科患者，可以用血液成分代替生理盐水来预充输血管路，避免容量超负荷。
- 使用新的输血器输注血小板。红细胞可以通过相同的输血器跟随血小板输注，但不应在血小板之前输注。
- 输血器的更换频率和可输注的血液单位数量取决于使用的输血器类型。应遵循制造商的建议。12h 通常被认为是最长的使用时间，否则有细菌污染的风险。
- 儿科患者应使用儿童专用输血器。当血液成分用注射器注入时，必须使用经批准的血液滤器，以无菌方式抽入注射器。
- 如果具有多个管腔的中心静脉通路装置被批准用于输血，则药物和 / 或溶液可以通过其他管腔注入，而不破坏血液成分。
- 泵 / 快速输注装置：
  - 可用于大出血患者：输注速度可以达到 6~30L/h。
  - 通常包含一个血液加温器。
  - 需要一根大尺寸静脉通路导管。
- 血液加温适用于快速输血。冰冷的血液会引起静脉痉挛。
- 血液加温器常用于：
  - 快速输血［成人：>50mL/min，儿童：>15mL/(kg·h)］。
  - 婴儿和新生儿的换血。
  - 创伤情况下需要采取核心复温措施。
  - 患者在体外循环过程中的复温。
  - 临床有明显冷凝集素的患者输血。
- 血液只能在专门设计、维护和经核准的 37℃ 血液加温器中加热。血液加温器应该有一个可见的温度计和一个温度超过 42℃ 会发出声音的报警器。操作温度应记录在患者输血记录单上。
- 红细胞不能加热到高于设定温度。过热可能会导致溶血。
- 绝不能将血液置于患者身下，靠近散热器、加温器或炉子，或将其置于一碗热水中加温，因为这可能导致红细胞溶血和钾离子（K^+）释放，这可能危及生命。更不能使用微波炉，因为这样会导致血液局部过热和红细胞溶血。
- 血液加温器、输血器和泵组必须包含一个经过批准的血液过滤器（170~200μm）。

4.6.3 血液成分的领取

从血库领取血液成分之前,确保患者已经做好输血准备:

- 将准备好的静脉导管连接到患者的静脉部位,并确保通畅。
- 正确找到准备接受输血的患者。
- 给予任何可能需要的预用药。
- 提交相关的申请,从血库领取血液成分。

4.6.4 核实血液成分和患者

输血前立即检查血液成分是至关重要的,因为这是最后一次识别受血者身份是否有误的机会。

当血库发放血液时,应提供患者身份证明文件和发放血液单位的相容性标签,包括图 4.4 所示的所有信息。相容性信息应附加到每袋血液成分上。

图 4.4 相容性标签示例

患者的名字	患者的姓氏
患者的出生日期	患者的住院号
患者所在病区	患者的 ABO 和 RhD 血型
血袋献血编号	血液成分类型
血液有效期	献血者血型
特殊用血要求	
相容性试验结果:	
❑ 相合的	
❑ 最小不相容	
❑ 未配型,仅供紧急输血	
检测者:	日期:

当发放的血液成分到达临床科室后,附带报告上的信息应与输血申请单和每单位血液的相容性标签进行核对。核对内容包括:

- 血液成分标签上唯一的成分编码与附带的相容性标签上的成分编码相匹配。
- 血袋上患者唯一识别标识与受血者的标识相匹配。
- 血袋和受血者的 ABO 和 RhD 相符合。
- 以及血液外观已经通过了目测评估。

在开始输血之前,应立即在患者床边进行最后的身份确认。应由两名临床团队成员执行,其中至少有一名注册护士或医生(框 4.5)。

如果在核查过程中发现有任何异常,应立即停止。马上联系血库。

参与核查过程的两位工作人员中,必须有一位在核查后立即悬挂血液,开始给患者输血。如果有延迟,必须重新检查。

从血库领出血液后,必须尽快开始输血,并在之后的 4h 内完成整个输血过程。

框 4.5   血液成分检查与床边确认患者身份

1. 获取以下信息进行患者身份确认：
   - 血液单位数。
   - 相容性标签。
   - 输血申请单。
2. 血液成分检查：
   - 检查输血申请单上的血液成分类型和所需容量。
   - 确认同意。
   - 目视检查血液成分。
   - 检查血袋上的献血编号，并与相容性标签上的献血编号进行比较。
   - 检查血袋标签上的 ABO 和 RhD 血型，并与相容性标签上的患者血型进行比较。
   - 检查血液成分标签上的有效期。
   - 检查输血申请单中有无特殊用血，并在血袋标签和 / 或相容性标签上进行确认（如辐照）。
3. 确认患者身份：
   - 检查患者的身份腕带是否牢固。
   - 请患者或工作人员确认受血者身份。
   - 遵循医院的指导原则来识别无法确认身份的患者。
   - 确保填写的全名和出生日期与腕带、血液成分相容性标签和输血申请单相同。
   - 确保相容性标签上的住院号与输血申请单、病历和身份腕带相同。
4. 如果发现有任何差异的地方，或者对血袋完整性有任何担忧，立即停止操作，马上联系血库。
5. 在整个输血过程中，相容性标签必须一直贴在血袋上。

4.7   血液成分管理[12-15]

4.7.1   开始输血

在非紧急情况下，如果可能的话，输血应在白天进行，因为如果发生了不良事件，白天通常会有更多的工作人员协助处理。

除生理盐水（0.9% 氯化钠）外，任何血液成分均不得添加其他药物或静脉输液。

- 钙等添加剂会导致含枸橼酸盐的血液产生凝块。
- 葡萄糖溶液（5%）可以溶解红细胞。

如果除了生理盐水或胶体溶液以外的静脉输液必须与血液成分同时输注，则应通过单独的静脉管路输注，以避免任何风险。

必须对患者进行适当的监测，以便及时发现输血反应。

以下是准备开始输血的一般步骤：

- 向患者解释输血流程。
- 告知患者或陪护人员有关输血反应的体征或症状。
- 如果有医嘱，确保给予预用药。
- 获取患者基本的生命体征，包括以下内容。
  - 体温。
  - 血压。
  - 脉搏。
  - 呼吸频率。

- 血氧饱和度（如果可测得）。
- 对有容量超负荷风险的患者进行听诊。
- 确认血液成分与输血申请单相符。
- 确认血液成分的有效日期和时间。
- 在床边面对患者，完成血液成分和患者信息的核实流程（框 4.5）。
- 获取所需的设备（见 4.6.2 节）。
- 开启输血器管路和过滤器。
- 开始输血。除非紧急输血，否则从慢速开始。
- 输血完成后，断开输血器，按照当地的 SOP 要求保存血袋和输血器（例如在冰箱中保存 24h）。在储存规定的时间后，将使用过的输血器和血袋放入生物危害容器中集中处理。

4.7.2　输注量、输注时间、输注速率和预期效果

输血应在规定的时间内开始并完成。

- 医院室内温度应该控制在 22～25℃之间的范围内。如果环境温度很高，应该缩短血液放置在"冰箱外"的时间。
- 如果 1 单位血液没有在规定的时间内输完，应停止输注，并根据医院的政策处理剩余的部分。

根据每个患者个人的临床情况，合适的输注速率有着显著差异[16-18]。一些患者因发生循环超负荷的风险较大，则需要缓慢输血。对于超过规定时间限制的非常缓慢的输注速率，如果有用于分割的无菌设备，可考虑分割血液成分，以便在规定的时间内输注更小的容量。或者，一旦达到最大允许输注时间，仍需要进一步输血，应请求增加 1 单位。

对于新生儿和儿童，应规定确切的输血量和时间[19-20]。儿科患者应按规定的输血速率计算和开具以毫升为单位的申请单（表 4.5）。

表 4.5　输注量、输注时间、输注速率和预期效果（译者注：请注意此处 1 单位约为我国 2 单位）

		成年人	儿科患者
红细胞	剂量	- 根据血红蛋白（Hb）水平 - 每输注 1 单位后重新评估	- 10～15mL/kg 或使用输血公式：[所需血红蛋白（g/L）－实际血红蛋白（g/L）]×体重（kg）×0.5
			- 每次输注一剂，然后重新评估
			- 输血量一般以输血后不超过 Hb 输血阈值 20g/L 以上为宜，通常最多 1 单位
	开始时间	从温度受控的冰箱中取出后 30min 内开始输注	
	输注速率和输注时间	- 刚开始的 15min 要缓慢输注（50mL/h）	- 刚开始的 15min 要缓慢输注（每小时 1mL/kg）
		- 如果输血耐受性良好且无不良反应，输血速率可以提高	- 通常输注速率：每小时 5mL/kg
		- 1 单位的输注时间通常为 2h	- 最大输注速率：150mL/h
		- 对于有循环超负荷风险的患者，应考虑降低输注速度	
		- 大出血期间，可能需要非常快速地输血（每单位输注时间在 5～10min）	

续表

		成年人	儿科患者
红细胞	最长输注时间	血液从温度受控的冰箱中取出的时间算起 4h 内完成	
	预期增量	每单位红细胞预计可使血红蛋白水平提高约 1g/dL	
血小板浓缩物	剂量	• 4～5 单位随机供者血小板（或混合） • 1 人份单采血小板	• 新生儿和儿童<40kg：每 10kg 一单位全血来源血小板 • 儿童≥40kg：1 单位单采血小板或等同物
	开始时间	到达临床科室后立即开始输注	
	输注速率和输注时间	• 刚开始的 15min 要缓慢输注（50mL/h） • 建议每单位输注时间为>60min，最好放慢速度，以避免快速给予大量细胞因子	每小时 10～20mL/kg
	最长输注时间	血液从温度受控的冰箱中取出的时间算起 4h 内完成	
	预期增量/剂量	每单位血小板应使血小板计数至少提高（15～25）×10^9/L，并达到 40×10^9/L。 • 如果血小板计数增加不足，则应开始对血小板输注无效进行调查	
冰冻血浆	剂量	根据实验室检测的患者凝血状态和/或临床指征，如血浆置换	
	开始时间	解冻后尽快输注，以避免不稳定凝血因子的丧失	
	输注速率和输注时间	• 刚开始的 15min 要缓慢输注（50mL/h） • 输注速度通常为每小时 10～20mL/kg，但在治疗大出血的凝血功能障碍时，可能需要更快速地输血 • 建议输注时间为 60～120min/单位	• 每小时 10～20mL/kg • 刚开始时输注速度不超过 5mL/min
	最长输注时间	血液从温度受控的冰箱中取出的时间算起 4h 内完成	
	预期增量	不适用	
冷沉淀凝血因子	输注量	5～10 单位全血衍生的冷沉淀凝血因子或 5 单位的单采冷沉淀凝血因子	5～10mL/kg 至最多 10 个单位
	开始时间	解冻后尽快输注	
	输注速率和输注时间	• 输液速率通常为 10～20mL/（kg·h）（每 5 单位 30～60min）	• 每小时 10～20mL/kg（即 30～60min 内） • 刚开始时间不超过 5mL/min
	最长输注时间	血液从温度受控的冰箱中取出的时间算起 4h 内完成	
	预期增量	每一剂量将使纤维蛋白原增加 0.5g/dL	

4.7.3　输血患者的监测

在照顾输血患者时，确保患者输血安全是最重要的。输血期间和输血后的基本观察和监测将有助于发现任何迹象和症状的输血反应。早期发现可以确保快速有效地采取措施。步骤见框 4.6。

框 4.6　输血患者的监测

1. 监测患者输注的每种血液成分：
   - 输血前（30min 内）。
   - 开始输血后的前 15min。
   - 根据医院的政策，结合临床情况和特定的输血医嘱，在规定的时间内进行输血。
   - 输血完成后。
   - 有任何的输血反应时。

   后续输注每个单位血液都重复上述操作。

2. 重复监测患者的生命体征：
   - 更高的循环超负荷风险（老年患者、儿科患者、心血管疾病患者）。
   - 有过既往输血反应的患者。
   - 临床表现不稳定的患者。

3. 输注每个阶段的情况，都记录在医疗记录中：
   - 一般外貌。
   - 脉搏率频。
   - 血压。
   - 呼吸频率（如果可测得 O_2 饱和度）。
   - 对有容量超负荷风险的患者进行胸部听诊。
   - 流体平衡（如有说明）。

4. 密切监测患者开始输血的前 15min，以便及时发现输血反应的早期体征和症状。

5. 输血结束后继续监测患者，以确定有无迟发性输血反应的任何体征和症状。

6. 如果输血后不能进行直接的医学观察或监测，则向受血者或监护者提供有关可能出现的输血反应的症状和体征的出院指示。

如果怀疑有输血反应，应立即停止输血并维持血管通路，并断开血液供应的静脉导管。将血液成分和输血器材连同反应报告一起送返血库。

4.7.4　记录输血过程

以下信息应记录在患者的病历中。

1. 输血前记录（见 4.2 节）

2. 输血过程中：

- 输血前检查患者的身份、血液单位和相容性标签。
- 输血前、中、后的生命体征记录。
- 输血细节：
  - 输血日期。
  - 输注各种血液成分的类型和容量。
  - 每个输血单位的唯一献血号码。
  - 每个输血单位的血型。
  - 开始输血和结束输血的时间。
  - 使用过的任何设备（例如泵和血液加温装置）。
  - 任何与输血相关的不良事件。
  - 任何后续完成的检测。
- 实施输血工作人员的姓名和签名。

3. 输血后

- 记录任何输血反应或其他不良事件的处理过程和结果。

● 记录输血是否达到了预期结果（例如，症状改善）。

4.8 血液成分的采集后处理

献血者血液采集后的许多操作，可能会为特定患者群体提供最佳的输血治疗。

4.8.1 白细胞去除术

白细胞去除术是指从血液成分中去除供者的白细胞（WBC），目的是使残留的白细胞<$5×10^9$/单位。这可以通过以下几种方式来实现：

● 可以采用单采捐献从收集的供者血液中，尽可能地去除 WBC。
● 全血捐献、红细胞和血小板可以使用特定的白细胞过滤器来过滤去除白细胞。

这些方法又称为储存前的白细胞去除术，可以在血液成分储存前去除供者白细胞。

床旁白细胞去除术是患者输注红细胞或血小板的静脉输血器中包含一个白细胞过滤器。

如果没有条件进行血液成分储存前的白细胞去除术，可以使用这个方法。在这种情况下，献血后的血液经过一段时间的储存，再进行白细胞去除，会输入从 WBC 释放到储存血液成分中的 WBC 碎片或细胞因子。

献血后的血液在储存前进行有效的白细胞去除术，可以减少受血者的发热输血反应和人类白细胞抗原（HLA）同种异体免疫。储存前进行白细胞去除术也降低了与白细胞相关的血源性病原体传播的可能性。这包括巨细胞病毒（CMV）和人类嗜 T 淋巴细胞病毒（HTLV）。白细胞去除术可能有助于降低朊病毒传播的风险。

血浆成分不需要去除白细胞，因为血浆分离后存在的白细胞数量有限，通常不能在冷冻和解冻后存活。

在没有普遍去除白细胞的情况下，少白细胞的血液成分应留给频繁出现发热输血反应的患者、可能受累于 HLA 同种异体免疫的患者（比如未来的器官或干细胞移植受者，或需要频繁输注血小板的患者）和那些容易感染经输血传播巨细胞病毒的高危人群（见 4.8.4 节）。

4.8.2 辐照[21-24]

辐照，是指利用 γ 射线或 x 射线照射血液中的细胞成分，使献血者血液中存在的淋巴细胞失活。这是预防输血相关的移植物抗宿主病（TA-GVHD）的一种重要手段。TA-GVHD 是一种罕见的、严重的并发症，发生在供者是一级或二级亲属的受血者中，以及接受 HLA 匹配血小板的受者中，极少数情况下发生在有严重细胞介导免疫缺陷的受血者中。

预防取决于是否成功灭活献血者血液中活的淋巴细胞。这个过程并未被白细胞去除术所替代。在预防高危受者 TA-GVHD 方面，白细胞去除术清除的白细胞不足以代替辐照。然而，它可能有助于降低风险，并且在没有辐照的情况下，可能被认为是一种有效的措施。此外，一项全面的综述[23]表明，从未有过采集 14d 以上的红细胞输注发生 TA-GVHD 的报道。这表明较长的储存时间可能有利于降低 TA-GVHD 的风险。如果没有针对高危受者的辐照和去除白细胞的血液，采集时间>14d 的储存前去除白细胞的红细胞被认为可以提供一种安全保障，虽然其仍被认为具有引起 TA-GVHD 的较高风险，并不适合输血。

理想情况下，在输血前立即对红细胞进行辐照，但辐照后不再延长储存。辐照损伤的是红细胞膜和目标白细胞。因此，辐照过的红细胞会增加上清液溶血、钾和其他变化。经辐照后的红细胞有效期会缩短，并且符合辐照条件的红细胞也有寿命限制。由于血小板的有效期很短，因此辐照后并不会进一步缩短其有效期。

冰冻血浆成分（如新鲜冰冻血浆和冷沉淀凝血因子）不需要辐照。然而，从未冰冻过的血浆可能含有活的白细胞，给高危受血者输注之前应该进行辐照。

辐射剂量至少为 15cGy，需要照射到血液的所有成分。市面上可买到测试纸条，经辐射照射后，由纸条颜色的变化来确认是否辐照过。

在一些网站上可以找到血液制品辐照指南的例子，以及适用于患者辐照的指南（详见参考文献）。

4.8.3 洗涤红细胞和血小板

洗涤红细胞和血小板指的是将血液成分与生理盐水相继混合，随后离心并去除上清液，重复一次或多次。这一过程逐渐减少了血液成分中存在于上清液的血浆和血浆蛋白。这项技术通常适用于红细胞，也可用于血小板。

洗涤方法包括手工添加和去除生理盐水的洗涤，或自动洗涤细胞。后者必须在一个无菌的封闭环境中进行，可尽量减少其对血液成分有效期缩短的影响。由于手工方法洗涤血液成分需要开放的系统，洗涤后的血液成分有效期通常会缩短到 24h 内。使用自动封闭系统洗涤，根据当地标准和政策，洗涤后的血液成分有效期为 7~14d。

洗涤红细胞悬液通常适用于有严重过敏或过敏反应史的患者。偶尔，带有抗 IgA 抗体的患者，IgA 缺乏症或带有抗结合珠蛋白抗体的珠蛋白贫血患者容易出现特异性过敏反应，对红细胞进行洗涤都有助于从红细胞成分中去除血浆蛋白（包括 IgA 和结合珠蛋白），并可能预防此类反应。

有些人提倡使用洗涤红细胞来预防轻度过敏反应，但目前没有数据支持这种做法。因为没有受益的证据，而且成分污染的风险增加，通常不建议输注洗涤红细胞来预防轻微过敏反应。

在罕见输血相关并发症（输血后紫癜）的患者中，也可以提供洗涤的红细胞。

4.8.4 巨细胞病毒（CMV）检测

许多健康人的巨细胞病毒（CMV）血清可呈阳性。但是，大多数是无症状的。这些人的白细胞中潜伏携带巨细胞病毒，如果他们是献血者，他们可能会将巨细胞病毒传播给受血者。对献血者进行抗巨细胞病毒抗体血清学检测是预防输血相关巨细胞病毒传播的一种方法。另一个方法是使用去白细胞悬浮红细胞悬液。由于 CMV 与白细胞相关，有效地去除白细胞可以去除含有 CMV 的白细胞，显著降低将 CMV 传播给受血者的风险。

CMV 抗体检测和去白细胞悬浮红细胞都被认为是大幅度降低输血传播 CMV 风险的有效手段。抗体检测和去白细胞悬浮红细胞的联合应用是否带来额外的益处仍然有争议。

许多血液中心已经停止检测少白细胞成分血中的 CMV。但一些地方政策还是继续检测献血者中的 CMV 抗体，以防通过输血传染 CMV 病毒给患者。

CMV 感染风险最高的患者群体包括宫内输血的胎儿和异基因骨髓或干细胞移植接受者，他们是 CMV 血清阴性并接受了 CMV 血清阳性骨髓或干细胞捐赠者。由于产前孕产妇 CMV 感染对胎儿的重大不利影响，CMV 血清阴性产科患者也可能被视为高风险者。

参考文献

1. Directorate of General Health Services (BANBACT), Mohakhali, Technical assistance by WHO. Standard operating procedures for Blood Transfusion http://www.who.int/bloodsafety/transfusion_services/sop-bts_bangladesh.pdf?ua=1; 2013. (accessed 04 December 2018).

2. Robinson, A. Harris, S. Atkinson, C. et al. The administration of blood components: a British Society for Haematology Guideline. Transfusion Medicine, 2018, 28, 3–21 (with audit templates) https://b-s-h.org.uk/guidelines/guidelines/administration-of-blood-components/ (accessed 05 March 2019).

3. World Health Organization New Delhi. Model Standard Operating Procedures for Blood Transfusion Service. http://apps.searo. who.int/PDS_DOCS/B0235.pdf?ua=1; 2002. (accessed 04 December 2018).

4. WHO Expert Committee on Biological Standardization. WHO Technical Report Series 1004 Annex 3: Guidelines on management of blood and blood components as essential medicines. http://www.who.int/bloodproducts/brn/ManBloodEM_GL_WHO_TRS_1004_web_Annex_3.pdf?ua=1; 2017. (accessed 04 December 2018).

5. "Blood Group Allele Tables." Red Cell Immunogenetics and Blood Group Terminology, International Society of Blood Transfusion, https://www.isbtweb.org/working-parties/red- cell-immunogenetics-and-blood-group-terminology. Accessed 27 June 2021.

6. Milkins C, Berryman J, Cantwell C, Elliott C, Haggas R, Jones J, M. Rowley,M. Williams & N.Win Guidelines for pre-transfusion compatibility procedures in blood transfusion laboratories British Committee for Standards in Haematology 2013;23:3-9. https://b-s- h.org.uk/guidelines/guidelines/pre-transfusion-compatibility-procedures-in-blood- transfusion-laboratories/.

7. Davis BA, Allard S, Qureshi A, Porter JB, Pancham S, Win N, Cho G, Ryan K. Guidelines on red cell transfusion in sickle cell disease. Part I: principles and laboratory aspects. British Committee for Standards in Haematology 2017;176:179-191. https://b-s- h.org. uk/guidelines/guidelines/red-cell-transfusion-in-sickle-cell-disease-part-l/.

8. Transfusion Science Standing Committee Australian & New Zealand Society of Blood Transfusion. Guidelines for transfusion and immunohaematology laboratory practice; Revised 1st Edition January 2020. Available at: https://anzsbt.org.au/wp- content/uploads/2021/01/FINAL-Guideline_- for_Transfusion_and_Immunohaematology_Laboratory_Practice_Published_20210125.pdf.

9. AABB. Standards for Blood Banks and Transfusion Services. 30th ed: 2016.

10. Joint United Kingdom Blood Transfusion and Tissue Transplantation Services Professional Advisory Committee. In: Norfolk D, editor. Handbook of Transfusion Medicine. https://www.transfusionguidelines.org/transfusion-handbook; 2014. (accessed 04 December 2018).

11. Canadian Blood Services. Visual Assessment Guide https://professionaleducation.blood.ca/sites/msi/files/VAG_en.pdf; 2009. (accessed 04 December 2018).

12. Lima A. Bloody Easy-Blood Administration. http://nurses.transfusionontario.org/; 2015. (accessed 04 December 2018).

13. New Zealand Blood Service. Transfusion Medicine Handbook. https://www.nzblood.co.nz/assets/Transfusion-Medicine/PDFs/Transfusion-Medicine- Handbook-2016.pdf; 2016. (accessed 04 December 2018).

14. Callum JL, Pinkerton PH, Lima A, Lin Y, Karkouti K, Lieberman L, Pendergrast JM, Robitaille N, Tinmouth AT, Webert KE. Bloody Easy 4. 2016. http://transfusionontario.org/en/documents/?cat=bloody_easy (accessed 04 December 2018).

15. Blood Book: Australian Blood Administration Handbook 2020. https://transfusion.com.au/bloodbook.

16. Handin RI, Lux SE, Stossel TP. Blood: Principles and Practice of Hematology: Lippincott Williams & Wilkins; 2003.

17. McCullough J. Transfusion Medicine. Oxford: John Wiley & Sons; 2011.

18. Canadian Blood Services. Clinical Guide to Transfusion. Ed. Clarke G, Charge S. https://professionaleducation.blood.ca/en/transfusion/clinical-guide-transfusion;2017. (accessed 04 December 2018).

19. New HV, Berryman J, Bolton-Maggs PH, Cantwell C, Chalmers EA, Davies T, et al. Guidelines on transfusion for fetuses, neonates and older children. British journal of Haematology 2016;175(5):784-828. https://b-s-h.org.uk/guidelines/guidelines/transfusion-for-fetuses-neonates-and-older- children.

20. National Blood Authority. Patient Blood Management Guidelines: Module 6 Neonatal and Pediatrics; Quick Reference Guide, https://www.blood.gov.au/pbm- 2017. Accessed 04 Dec 2018.

21. Prokopchuk Gauk O, Solh Z. Clinical Guide to Transfusion, Chapter 15 CMV Seronegative, Irradiated and Washed Blood Components. Canadian Blood Services; 2017. https://profedu.blood.ca/en/transfusion/clinical-guide/cmv-seronegative-irradiated-and- washed-blood-components (accessed 04 December 2018).

22. Prokopchuk Gauk O, Morrison D. Recommendations for use of irradiated blood components in Canada. National Advisory Committee on Blood and Blood Products. http://www.nacblood.ca/resources/guidelines/downloads/Recommendations_Irradiated_Bloo d_Components.pdf (accessed 04 December 2018).

23. Kopolovic I, Ostro J, Tsubota H, Lin Y, Cserti-Gazdewich CM, Messner HA, Keir AK, DenHollander N, Dzik WS, Callum J. A systematic review of transfusion-associated graft- versus-host disease. Blood 2015 126:406-414. https://doi.org/10.1182/blood-2015-01-62087.

24. British Society for Haematology. Use of irradiated blood components, https://b-s-h.org.uk/guidelines/guidelines/use-of-irradiated-blood-components/; 2010. (accessed 04 December 2018).

推荐阅读

免疫血液学实验检测

Transfusion Science Standing Committee Australian & New Zealand Society of Blood Transfusion. Guidelines for transfusion and immunohaematology laboratory practice; Revised 1st Edition January 2020. https://anzsbt.org.au/wp-content/uploads/2021/01/FINAL-Guideline_- for_Transfusion_and_Immunohaematology_Laboratory_Practice_Published_20210125.pdf.

输血前检测

Milkins C, Berryman J, Cantwell C, Elliott C, Haggas R, Jones J, M. Rowley,M. Williams & N.Win Guidelines for pre-transfusion compatibility procedures in blood transfusion laboratories British Committee for Standards in Haematology 2013;23:3-9. https://b-s-h.org.uk/guidelines/guidelines/pre-transfusion-compatibility-procedures-in-blood- transfusion-laboratories/.

血液管理

Robinson, A. Harris, S. Atkinson, C. et al. The administration of blood components: a British Society for Haematology Guideline. Transfusion Medicine, 2018, 28, 3–21 (with audit templates) https://b-s-h.org.uk/guidelines/guidelines/administration-of-blood-components/.

5

第 5 章
全科医学和血液学

要点

1. 本章涵盖了贫血或血细胞减少症的特定疾病。

2. 输血应仅在有临床指征的情况下进行, 而不能为了让血红蛋白或血小板浓度达到了特定指标而输注。

3. 如果患者病情稳定、生理感受适应, 且血细胞减少引起的症状可通过非输血措施改善则不应输血。

5.1 引言

本章涵盖了许多复杂的疾病，其中有些疾病治疗需要输血。严重地中海贫血和镰状细胞疾病患者，输注红细胞和药物治疗对提高生存率至关重要。骨髓衰竭综合征通常需要反复输注成分血，并及时进行干预。对于出血性疾病，药物治疗的最新进展可以减少对输血的依赖。造血不足和疟疾是世界许多地区贫血发病的重要原因，通常无须输血即可控制。虽然最新的药物将人类免疫缺陷病毒感染/获得性免疫缺陷综合征（HIV/艾滋病）转化为慢性疾病，但输血仍然是人类免疫缺陷病毒传播的重要原因。

尽管本章讨论了特定疾病的显著特征，但这些并不意味着可以取代指南或教科书。体液、贫血以及成分血液和单采的生理学方面内容已经在其他章节中进行了详细的回顾。除了学习本章中的内容外，还应根据需要温习这些章节中的内容。

学习效果

阅读本章后，读者将能够了解主要遗传性和获得性血液系统疾病以及某些全身疾病的诊断和治疗原则，这些疾病可能需要输血治疗支持。

5.2 血红素的缺乏

最常见的血红素缺乏原因是血液中缺乏铁、维生素 B_{12} 和叶酸。表 5.1 显示血红素缺乏的主要原因示例。

表 5.1 血红素缺乏的主要原因

病因	铁	维生素 B_{12}	叶酸
饮食原因	素食	素食	营养不良
需求增加	生长、妊娠、月经血流失	NA	生长、妊娠、慢性溶血性贫血、皮肤病、某些药物
吸收减少	吸收不良综合征	恶性贫血、末端回肠吸收障碍、阔节裂头绦虫病、减肥手术	吸收不良综合征
失血	月经丢失、子宫病变、胃肠道出血	NA	NA

NA，不适用。

缺铁

全球范围内，半数贫血病例是由缺铁引起，缺铁会导致小细胞低色素性贫血。低铁蛋白，若同时伴有炎症，铁蛋白可能在正常范围内。在严重缺铁的情况下，可能会出现甲沟炎和口角炎[1]。

缺铁的治疗

以下方面对治疗缺铁很重要：

- 治疗病因。
- 钩虫感染是许多地区缺铁的主要原因，由持续少量的胃肠道（GI）失血所致。
- 在成年男性和绝经期妇女中，缺铁性贫血应指向对消化道失血（特别是恶性肿瘤所致）的调查。

- 应考虑其他的小细胞低色素性贫血（例如地中海贫血、炎症，以及罕见的铁粒幼细胞贫血）。
- 当患者耐受的情况下适当给予口服或静脉铁替代治疗。

维生素 B_{12} 和叶酸缺乏症

维生素 B_{12} 和叶酸缺乏都可能导致巨幼红细胞贫血，其特征是大细胞增多和中性粒细胞分叶过多。严重的维生素 B_{12} 缺乏症患者可能表现出相关的神经功能损伤。

维生素 B_{12} 具有以下特征：

- 它存在于非素食中。
- 每日需求量为 2.5μg。
- 身体储存量在 2～5mg（足够用 1～2 年）。
- 通过回肠末端吸收，需要胃内因子参与。
- 只有极少量（<1%）被消化道黏膜被动吸收。

叶酸具有以下特征：

- 它存在于植物和动物来源的食物中，长时间煮沸可使其被破坏。
- 每日需求量为 100～200μg。
- 身体储存量为 5～20mg（仅够用 3～4 个月）。
- 如果像慢性溶血性贫血那样有快速的细胞破坏，缺乏症就会迅速发展。
- 它通过小肠吸收。

维生素 B_{12} 和叶酸缺乏症的治疗

治疗应考虑以下因素：

- 如果患者出现症状性贫血、神经功能缺陷（维生素 B_{12} 缺乏症），或在孕妇或新生儿中发生，建议紧急治疗。
- 需要长期治疗。
- 如果同时存在维生素 B_{12} 缺乏症，应避免单独补充叶酸，因为这可能导致维生素 B_{12} 被转移至造血过程中而引发神经危象。
- 肌内注射或深层皮下注射维生素 B_{12} 及口服甲钴胺和羟钴胺制剂。
- 为克服潜在的吸收不良，建议最初使用肠外维生素 B_{12}。
- 典型的成人肠外维生素 B_{12} 剂量为 1mg，每周 1～2 次，直到缺乏症和贫血得到纠正，然后每 1～3 个月重复一次[2-3]。
- 口服维生素 B_{12} 也可以用于吸收不良的患者，每天剂量为 1～2mg，这样可减少被动吸收，而无需内因子或在回肠末端吸收。
- 口服叶酸，每天 400μg，足以治疗叶酸缺乏症。对于巨细胞性贫血，建议每天 5mg（严重吸收不良的患者最多 15mg）[2-3]。

5.3　溶血性贫血，包括葡萄糖-6-磷酸脱氢酶缺乏症

当患者出现与失血、造血原料缺乏或骨髓衰竭无关的贫血时，并伴有溶血和代偿性红细胞生成的临床和实验室特征，可以怀疑溶血性贫血（HA）。

HA 的经典表现包含贫血、黄疸、脾肿大、网织红细胞增多、非结合性高胆红素血症、乳酸脱氢酶（LDH）升高和结合珠蛋白水平降低。大多数 HA 是血管外的，脾肿大是网状内皮增生的一个特征。临

床和实验室特征的各个方面见表 5.2。HA 不是单一的疾病,每种原因都有不同的表现。

遗传性溶血性贫血

遗传性溶血性贫血分为:

- 膜缺陷,例如遗传性球细胞增多症。
- 血红蛋白缺乏,例如镰状细胞病和地中海贫血(见 5.6 节)。
- 酶缺乏,例如葡萄糖 -6- 磷酸脱氢酶(G6PD)缺乏。

获得性溶血性贫血

获得性溶血性贫血可以归类为:

- 免疫介导,例如自身免疫性溶血性贫血(AIHA)。
- 非免疫因素。

G6PD 缺乏症

- G6PD 缺乏症是一种影响红细胞的 X 连锁遗传性疾病,溶血通常是由后天因素引起的。
- G6PD 产生 NADH 并保护红细胞免受氧化损伤。
- 普遍存在于疟疾流行地区。
- 可见 G6PD 缺乏症的各种变异。
- 临床表现范围从无症状、间歇性急性溶血到慢性溶血。
- 急性溶血由某些食物(蚕豆)、药物(伯氨喹)或感染引起的。
- 溶血既有血管外又有血管内溶血表现。
- 外周血涂片显示小球形细胞、"咬痕"细胞。特殊染色显示海因茨小体。

治疗原则

- 在急性、重度 HA 中,血红蛋白的下降速率和患者的临床表现决定了治疗方案。
- 血红蛋白的快速下降可能是致命的,需要立即干预,包括输注红细胞和静脉输液。建议咨询血库或血液学专家。
- 对于获得性 HA,如果怀疑免疫溶血,应进行直接抗球蛋白试验(DAT)(Coombs 试验)。阳性结果表明是免疫介导的溶血,如 AIHA。请注意,由不太可能引起溶血的抗体引起的 DAT 的阳性率很高。
- 在慢性代偿性 HA 中,尽可能避免输血。
- 其他检查应以患者病史、体格和外周血涂片的结果为指导(表 5.2)。

特殊治疗

- G6PD 缺乏症:清除致病因子(药物、食物),若有必要,可输注红细胞治疗贫血。输注的血液不会溶血。应给临床提供避免使用的药物和食物的信息。
- AIHA:治疗基础疾病的同时,可选用类固醇、脾切除术、利妥昔单抗、免疫抑制等治疗方式。血型鉴定和交叉配血可能会有些难度[4]。
- 感染相关溶血性贫血:治疗败血症和疟疾等感染。
- 急性血管内溶血:如果有症状,输注红细胞,补充水分以减少肾脏损伤。
- 药物:叶酸,避免补铁(除非患者也缺铁)。

表 5.2　溶血性贫血的特征

临床特征	影响和含义
苍白、黄疸、脾肿大	提示溶血性贫血三联征、非特异性
过去 2~4 周的输血史	可能提示急性或迟发性溶血性输血反应
近期发热、感染、药物	感染或药物相关溶血（免疫相关、G6PD）
实验室检查结果	
巨红细胞增多症、网织红细胞增多症、多色素沉着症	提示代偿性红细胞生成（这些特征也出现在急性失血后，或对血红素生成刺激剂的反应中）
胆红素（未结合）和 LDH 升高	水平取决于溶血的严重程度
结合珠蛋白减少或缺失	血管内溶血水平低或者无法检测
血红蛋白血症、血红蛋白尿、血黄素尿	提示血管内溶血，可导致肾功能衰竭。病因：溶血性输血反应、G6PD 缺乏症、烧伤、重度败血症、严重的 AIHA、恶性疟疾、创伤性（打鼓手综合征、行军性溶血性贫血）
血片中球形细胞	典型的 AIHA 和遗传性球细胞增多症
血片中的裂红细胞	创伤性溶血，血栓性微血管病
细胞内微生物	疟疾或者其他寄生虫
镰刀形细胞	镰状细胞病
低色素小细胞	地中海贫血、缺铁性贫血
"咬痕"细胞和水泡样细胞	提示 G6PD 缺乏或氧化性药物导致的氧化性溶血
靶细胞	见于低血糖血症和血红蛋白病

LDH，乳酸脱氢酶；G6PD，葡萄糖 -6- 磷酸脱氢酶；AIHA，自身免疫性溶血性贫血。

5.4　疟疾

病原学

　　疟疾的病原体分为五种疟原虫：恶性疟原虫、间日疟原虫、三日疟原虫、卵形疟原虫和诺氏疟原虫。主要通过受感染的雌性按蚊叮咬传播，在极少数情况下，它可以通过输血或胎盘进行传播。2016年，全球估计有 2.16 亿例疟疾病例，其中 90% 在非洲，其次是东南亚。

发病机制

　　疟原虫生命周期发生在两个宿主中：
- 人类：无性生殖周期，称为分裂性。
- 蚊子：雌性按蚊的性周期。

临床特征

　　疟疾的潜伏期从 9d 到 40d 不等，具体取决于疟原虫的种类。典型的特征是高热伴有寒战，发热以间歇热为主。严重的疟疾需要紧急干预。

诊断

　　显微镜观察到疟原虫仍然是诊断的金标准。需要用吉姆萨染色的薄片和厚片的血液涂片。厚膜比薄膜更敏感，但不足以检测寄生虫的种类或感染程度。显微镜诊断需要经验丰富的检验人员来进行。

利用指尖血检测疟原虫特异性抗原的快速诊断试验（rapid diagnostic test，RDT）具有较高的敏感性，但需要质量控制。在无条件使用显微镜的情况下这是最优选择。RDT 有不同的类型，用于检测不同的疟疾原虫抗原：

- 富含组氨酸的蛋白质（HRP2）检测：用于识别恶性疟原虫。
- LDH 检测：可用于检测间日疟原虫和恶性疟原虫的特异性或全面检测各种疟疾。
- 醛缩酶检测：全面检测各种疟疾的醛缩酶。

管理

表 5.3 列出了最重要的抗疟疾药物。抗疟疾疗法的选择取决于流行的疟原虫种类以及耐药模式，最好接受区域疟疾控制计划并进行总结。严重的疟疾，建议进行肠外治疗。各种基于青蒿素的组合疗法（ACT）可供选择。首选 WHO 推荐的不同剂量联合用药。对于对氯喹敏感的疟原虫如间日疟原虫，可以使用该药[5]。

表 5.3　治疗临床疟疾的药物

类别	药物品名
对药物敏感的疟原虫最有效的药剂	青蒿素衍生物（青蒿琥酯、蒿甲醚、双氢青蒿素）、氯喹、阿莫地喹、甲氟喹、奎宁、苯芴醇
协同低效药物	多西环素、磺胺类药物、乙胺嘧啶
青蒿素联合疗法（ACT）	青蒿琥酯 + 阿莫地喹；蒿甲醚 + 苯芴醇；青蒿琥酯 + 甲氟喹；青蒿琥酯 + 磺胺多辛 - 乙胺嘧啶；双氢青蒿素 + 哌喹
杀配子和红细胞外阶段（根治性治疗）	伯氨喹（可导致 G6PD 缺乏患者发生溶血）

G6PD，葡萄糖 -6- 磷酸脱氢酶。

输血

输血的决定是基于贫血发展的程度和速度、代偿性生理状态和安全血液的可及性。作为一般指南，如果根据症状和体征，成人血红蛋白水平降至 7g/dL 以下，儿童血红蛋白水平降至 5g/dL 以下时，应考虑输血。

5.5　人类免疫缺陷病毒感染 / 艾滋病

人类免疫缺陷病毒（HIV）感染即艾滋病（AIDS）是由属于人类逆转录病毒科和慢病毒亚科的病毒感染引起的，主要是 HIV-1，偶尔为 HIV-2。

传播

输注被 HIV 污染的血液是感染人类免疫缺陷病毒风险最高的。该病的其他传播方式有性传播、针刺传播和经胎盘传播。然而，在许多国家，输血是人类免疫缺陷病毒传播的一个罕见原因，因为通过实施适当的献血者选择和血液的筛查，传播风险已大大降低。

HIV 感染的阶段和临床过程

病毒传播到个体后，通常有 3 个临床阶段。

1. 急性 HIV 感染：患者可能完全无症状，或发展为病毒性"传染性单核细胞增多症"类型的疾病，伴有发热、肌痛、喉咙痛、腺病和皮疹。此时 HIV 病毒载量高。

2. 无症状 HIV 感染者。

3. 艾滋病：以 CD4 细胞计数<$0.2×10^9$/L 或达到任何一条艾滋病定义的条件为特征。

定义艾滋病时，可以根据感染生物体、病理学或器官受累程度进行分类，患者具有不同的临床表现。因此，诊断潜在的人类免疫缺陷病毒感染／艾滋病时需要保持高度怀疑的意识。

表 5.4 给出了一个简化的分类。

表 5.4　艾滋病定义性条件

	艾滋病定义性疾病，按照广泛的类别进行分类
细菌感染（多发性、复发性）	• 沙门菌败血症 • 肺炎
真菌感染	• 念珠菌感染 • 球孢子菌病 • 隐球菌病 • 组织胞浆菌病 • 吉氏肺孢子虫肺炎
病毒	• 巨细胞病毒（CMV）疾病（肝、脾、淋巴结除外）、视网膜炎 • 单纯疱疹：慢性溃疡或支气管炎、食管炎、肺炎
分枝杆菌	• 结核分枝杆菌 • 禽分枝杆菌复合体或堪萨斯分枝杆菌或其他物种：播散性或肺外
寄生虫	• 脑弓形虫病 • 隐孢子虫病，慢性肠道疾病
中枢神经系统	• 进行性多灶性白质脑病（PML） • 归因于 HIV 的脑病
恶性肿瘤	• 宫颈癌症，侵袭性 • 卡波西肉瘤 • 淋巴瘤：伯基特氏 • 淋巴瘤：免疫母细胞 • 淋巴瘤：原发性脑
脑源消耗性综合征	

资料来源：Adapted from Centers for Disease Control and Prevention[6]。

管理

人类免疫缺陷病毒感染者接受联合抗反转录病毒疗法（ART）治疗。这种治疗通过降低病毒载量，大大降低了发病率、死亡率和疾病传播。ART 方案通常由 3 种药物组成，包括两种核苷类药物的联合使用以及一种其他药物，以预防和治疗任何产生耐药性菌株（表 5.5）。

由于提供了低成本的仿制药、资金和政治支持，中低收入国家的抗反转录病毒疗法的可用性大幅增加。各国正在采用不同的战略和药物组合，治疗措施应遵循地方建议。

表 5.5　用于治疗人类免疫缺陷病毒感染／艾滋病的药物

药物类别	特定药物
核苷／核苷酸逆转录酶抑制剂（NRTI）	拉米夫定、齐多夫定、替诺福韦、阿巴卡韦、恩曲他滨
非核苷逆转录酶抑制剂	奈韦拉平、依非韦伦、依曲韦林、利匹韦林
蛋白酶抑制剂	利托那韦、达芦那韦、阿扎那韦
进入抑制剂	马拉韦罗、恩夫韦肽
整合酶抑制剂	拉替拉韦、埃替拉韦和多替拉韦

人类免疫缺陷病毒感染 / 艾滋病患者的贫血和输血

人类免疫缺陷病毒感染 / 艾滋病患者贫血有多种原因，包括慢性炎症、感染、药物和营养不良[7]。对症治疗是有效的处理方式。输血按照前面章节中给出的建议进行。

5.6　骨髓衰竭

骨髓（BM）衰竭导致无法产生足够的血细胞，表现为贫血、白细胞减少症和血小板减少症，可以单独或合并成全血细胞减少症。各种原因如表 5.6 所示。

表 5.6　骨髓（BM）衰竭原因示例

机制	主要原因
骨髓低增生性	
再生障碍性贫血	• 70%～80% 的病例为特发性 • 肝炎后（可能是自身免疫性）：10%～15% 的病例 • 某些药物，例如氯霉素 • 遗传性：范科尼贫血和许多其他原因
低增生伴异常细胞	• 低增生性骨髓增生异常综合征（MDS） • 低增生性急性白血病
骨髓细胞状态	
浸润	急性白血病、淋巴瘤、骨髓瘤、转移性癌
大细胞	维生素 B_{12} 或叶酸缺乏
正常细胞	脾功能亢进
全身性疾病	印度利什曼病、结核病

临床表现

是由细胞减少和潜在的疾病引起的。

- 贫血：在骨髓衰竭中，血红蛋白水平的下降通常很慢（每周 1g/dL），除非有出血或溶血。
- 血小板减少：出血主要发生在皮肤（瘀点、瘀斑）和黏膜（牙龈、鼻出血，消化道出血，月经过多）。如果血小板水平<10 000/μL，则会发生颅内、视网膜、胃肠道自发性严重出血，而创伤或术后出血可能伴有较轻的血小板减少症。
- 中性粒细胞减少症：当中性粒细胞绝对计数<500/μL 时，可突然发生严重感染（细菌或真菌）。

潜在的疾病相关特征因潜在原因而异，包括广泛的遗传性和获得性疾病。

检查

最重要的检查是全血细胞计数（CBC）、外周血涂片和骨髓检查。进一步的检查取决于可能的原因，包括流式细胞术、细胞遗传学和微生物检测等。

管理

骨髓衰竭综合征的管理是复杂的，取决于潜在原因。概述见表 5.7。再生障碍性贫血在中低收入国家相对更常见，治疗需要复杂的资源[8]。

血液成分输注的适应证见其他章节。应采取适当的谨慎措施，尽量减少同种免疫和输血相关感染的风险。粒细胞集落刺激因子（G-CSF）和氨甲环酸的使用在其他章节中介绍。

表 5.7　骨髓衰竭综合征的治疗原则

原因	治疗
支持治疗	
贫血	如果贫血有严重症状，则输注红细胞
血小板减少症	• 治疗性血小板输注或预防性输注血小板 • 氨甲环酸
中性粒细胞减少症	在危及生命的感染中选择性使用 G-CSF。如果条件支持，可以考虑在严重感染患者中进行粒细胞输注
感染和发热	根据经验，尽早使用抗生素和抗真菌药物。见"发热性中性粒细胞减少症"指南
毒素暴露	停止接触潜在的骨髓毒性药物或化学物质
特殊治疗	
再生障碍性贫血	根据资源和病因： • 异基因骨髓移植（BMT），如果有供体且患者年龄<40～50 岁 • 如果没有供体或患者年龄>40～50 岁，则使用抗胸腺细胞球蛋白和环孢菌素 • 合成代谢类固醇，艾曲泊帕（eltrombopag）
巨幼红细胞性贫血	维生素 B_{12}、叶酸
感染性原因	治疗感染
恶性肿瘤相关	肿瘤专科治疗

G-CSF，粒细胞集落刺激因子。

5.7　遗传性血红蛋白病

遗传性血红蛋白病是最重要的单基因疾病，β- 地中海贫血和镰状细胞病最常见。该类疾病主要发生在疟疾流行地区，致病基因携带状态提供了对抗严重疟疾的生存优势。

镰状细胞病（SCD）是一种珠蛋白"质"的缺陷。由于携带镰状突变的异常 β- 珠蛋白等位基因，导致镰状细胞特征或 SCD。有 3 种状态：

* 纯合子状态（HbSS）：最严重。
* 复合杂合状态（HbSC、HbS/β-thal）：症状不及 HbSS 严重。
* 携带状态（HbAS）：通常没有临床意义。

在撒哈拉以南非洲，超过 30 万新生儿患有 HbSS，而中部非洲 10%～20% 的人口中存在这种特征。

地中海贫血是一种数量上的珠蛋白缺陷。α 或 β 珠蛋白基因的突变导致 α 或 β 链产生减少或缺失，称为地中海贫血。最严重的是 β 地中海贫血，其中 β 珠蛋白链减少或缺失。

镰状细胞病

镰状血红蛋白的可溶性低于成人或胎儿血红蛋白，脱氧的镰状血红蛋白（HbS）会发生聚合，与红细胞膜结合，从而增加其硬度。受影响的红细胞在形态上类似镰刀。血管内镰状病变会导致微循环的血管闭塞、细胞因子的释放、白细胞与组织缺血和损伤的相互作用。

SCD 的诊断可在出生后胎儿血红蛋白下降时作出。研究包括显微镜检发现镰刀细胞、血红蛋白电泳、高效液相色谱（HPLC）和 / 或 DNA 检测。资源匮乏的国家，可以使用床旁检测（POCT）进行筛查。最近的一项试验使用包被有抗血红蛋白 A、S 和 C 单克隆抗体的测试条的 POC 检测试剂盒，可以在大约 10min 内通过目视检查以低成本（每次测试<2 美元）进行检测[9]。其他简化 SCD 检测的技术正在开

发和测试中。

镰状细胞贫血可以引起急性或慢性并发症，包括：

- 血管堵塞：疼痛危象、急性心肌梗死、卒中、阴茎异常勃起、肾梗死和脾梗死。
- 感染（由于脾功能障碍）和败血症：肺炎球菌、流感嗜血杆菌和脑膜炎球菌感染。
- 以血红蛋白水平突然下降为特征的急性危机，可能危及生命：
  - 再生障碍危象：主要由细小病毒 B19 感染引起，网织红细胞突然下降，2～4 周内消退。
  - 脾脏扣留：脾内血液突然淤积。
  - 溶血危象：溶血加剧。
- 慢性器官损伤：神经功能下降、肺动脉高压、肾功能损害、镰状肾病、色素性胆结石、黄疸、叶酸缺乏和铁过载。

管理

管理原则如下：

- 预防感染：免疫接种（肺炎球菌、流感嗜血杆菌和脑膜炎球菌）、青霉素预防。
- 抑制疼痛：镇痛、水合作用、氧气、羟基脲。
- 急性处理：尽可能进行红细胞置换，否则进行红细胞输注。
- 急性器官功能障碍：水合作用，考虑换血。
- 慢性器官损伤：羟基脲，定期输血。
- 叶酸缺乏：定期补充叶酸。
- 铁过载：铁螯合剂。

羟基脲是一种有用的药物，可诱导胎儿血红蛋白（HbF）的产生，并在减少急性血管闭塞事件、慢性器官损伤、感染、疟疾、输血和死亡方面显示出临床疗效[10]。羟基脲治疗应从儿童期开始，建议起始剂量为每天 15～20mg/kg，随后增加到最大耐受剂量。

镰状细胞病患者的输血

镰状细胞贫血患者在特殊情况下需要输血，原因如下：

1. 急性贫血危象中通过增加 HbA 来增加组织氧合。

2. 将镰状血红蛋白的百分比降低至<30%，以降低黏度、镰状血红蛋白浓度和减少随后的血管闭塞。

3. 抑制内源性红细胞生成。

当迫切需要降低 HbS 的百分比时，如果有设施，可以由受过培训的人员进行红细胞置换。

β 地中海贫血

纯合性 β 地中海贫血导致 β 链的产生减少，导致不成对的 α 链积累，从而沉淀并导致无效红细胞生成和溶血。β 地中海贫血等位基因与血红蛋白变体（HbS 或 HbE）的组合导致不同的临床表型。

β 地中海贫血通过显微镜（小细胞低色素红细胞）、血红蛋白电泳、HPLC 和 / 或基因检测进行诊断。在进行任何输血前取样很重要。

尽管 β 地中海贫血传统上分为严重地中海贫血、中度地中海贫血和轻度地中海贫血，但更实用的分类是：

- 输血依赖性地中海贫血（transfusion-dependent thalassaemia，TDT）：2 岁之前需要定期输血。
- 非输血依赖性地中海贫血：生长、手术、怀孕和压力时偶尔需要输血。

杂合性 β 地中海贫血（轻度或携带者状态）通常无症状，只有轻度小细胞低色素性贫血。

β 地中海贫血（TDT）的临床特征

- 贫血：6～12 个月时出现，严重血红蛋白缺乏（3～4g/dL）。

- 黄疸：溶血、胆结石、病毒性肝炎（与输血有关）。
- 肝脾肿大：髓外造血、溶血。
- 骨骼畸形：面部变化、骨骼畸形。
- 铁过载：皮肤色素沉着，心脏、肝脏和内分泌系统损伤。
- 内分泌疾病：性腺功能减退、甲状腺功能减退、糖尿病（由于铁过载）。

管理原则见表 5.8。通过定期输血和铁螯合，坚持治疗的患者寿命接近正常[11]。

表 5.8　输血依赖性地中海贫血的治疗

措施	理由和预防措施
输血	将移植前的血红蛋白水平保持在 9～10g/dL
铁螯合治疗	在定期输血开始后尽早开始。可用的药物包括： ● 去甲氧胺：需要经静脉或皮下注射，需要泵送 ● 去铁酮：口服，每天 3 次 ● 地拉罗司：口服，每天 1 次
脾切除术	有利于减少特定病例的输血需求
异基因骨髓移植	潜在疗效；如果在 10 岁前完成，效果最佳

5.8　先天性出血和凝血障碍

提示出血性疾病（遗传性或后天性）的特征有：

- 自发性出血。
- 外伤、拔牙、月经或分娩期间出血过多。
- 手术或创伤后迟发性出血。
- 多处出血。

出凝血障碍分为 3 种主要类型：

1. 血小板疾病：包括皮肤出血（瘀点、瘀伤）或黏膜出血（鼻出血、月经过多）。
2. 凝血障碍：包括关节出血、肌肉出血以及创伤或手术期间或之后的出血。
3. 血管性疾病：类似于血小板出血性疾病。

调查

出血性疾病的特定检测是血小板计数、凝血酶原时间（PT）、活化部分凝血活酶时间（aPTT）、凝血酶时间（TT），以及很少进行的皮肤出血时间。需要特定的凝血因子测定来诊断因子缺乏，并且需要血小板聚集试验来诊断血小板疾病。检测先天性凝血病相关突变的基因检测可以在参考实验室进行。

提示先天性出血性疾病的特征有：

- 家族史。
- 发病年龄较早。
- 典型表现（血友病患者的关节出血）。

最严重的先天性出血性疾病是血友病 A 和血友病 B，分别是由于缺乏凝血因子 Ⅷ 和凝血因子 Ⅸ 所致[12]。

- 血友病是 X 连锁隐性疾病（影响母体携带者的男性子女），1/3 是由于自发突变。
- 血友病 A 更为常见，占所有血友病的 80%～85%。
- 严重程度取决于凝血因子水平，可分为轻度、中度或重度。

- 诊断：aPTT 延长，凝血因子Ⅷ或凝血因子Ⅸ水平低，基因诊断。
- 治疗：凝血因子浓缩物替代可以是：
  - 按需治疗。
  - 预防性的家庭 / 门诊治疗（以防止损害）。
- 肌肉骨骼管理是全面的、以团队为基础的。
- 为了得到适当的护理，患者应携带诊断标识和严重程度信息。
- 以当地资源为基础，与国际机构合作，建立血友病治疗中心网络。

血管性血友病（VWD）是最常见的遗传性出血性疾病，由血管性血友病因子（vWF）水平或活性降低引起。它具有以下特点：

- 多数为常染色体显性遗传。
- 临床表现为皮肤黏膜为主的出血症状，女性可有月经增多。
- 通过低 vWF 抗原和活性以及低凝血因子Ⅷ水平进行诊断。

治疗如下所述。

常见先天性出血性疾病的处理原则

1. 避免使用抗血小板药物：如阿司匹林、非甾体抗炎药。

2. 避免肌内注射。

3. 抗纤维蛋白溶解药物可用于轻度出血，主要是黏膜出血。

4. 去氨加压素（DDAVP）可以释放储存池中的凝血因子Ⅷ和 vWF，使轻度血友病 A 和大多数类型 VWD 患者的凝血因子水平升高 3～5 倍。它也可用于治疗血小板功能障碍。

5. 可以使用分离自血浆且含有其他凝血因子或者是通过生物技术制造的重组凝血因子Ⅷ浓缩剂。

6. 可以使用分离自血浆的，或者是通过生物技术制造的重组凝血因子Ⅸ浓缩剂。

7. 可以使用分离自血浆（通常包含在凝血因子Ⅷ浓缩剂中）的，或者是通过生物技术制造的重组 vWF。

8. 冷沉淀凝血因子含有纤维蛋白原、因子Ⅷ、因子ⅩⅢ和 vWF，但只在没有其他分离或重组的特定凝血因子替代疗法可使用。

9. 新鲜冻结血浆（FFP）也只在没有其他分离或重组的特定凝血因子替代疗法可用时使用。

10. 血液输注只应用于红细胞的补充。

血友病和 VWD 的最佳治疗需要将缺陷因子提高到适当的水平，而 FFP、冷沉淀凝血因子或新鲜血液通常无法有效实现这一点。在资源匮乏的地区，如果这些是唯一可用的产品，它们可以用于拯救生命和避免截肢。然而，这些与较差的预后和输血传播感染的风险相关。

5.9　获得性出血和凝血障碍

提示出血性疾病的特征已在 5.7 节中进行了描述。与关节出血常见的血友病不同，获得性凝血障碍的特点是大面积瘀斑、深部组织血肿和内出血。获得性凝血障碍的主要原因及其治疗概述如下。重要的检查项目包括：血小板计数、PT、aPTT、TT 和纤维蛋白原。特殊情况下可能需要凝血因子测定、纤维蛋白降解产物（FDP）和血小板功能检测。

成分血可用于治疗严重贫血（红细胞输注）或预防出血（血小板浓缩物或凝血因子）。

凝血障碍

1. 弥散性血管内凝血病的特点是：

- 多个部位和静脉穿刺部位出血。
- 通常由潜在的病因引起,例如:
  - 创伤、烧伤。
  - 脓毒血症。
  - 产科并发症。
  - 蛇毒。
  - 癌症。
- PT 改变、APTT/TT 延长、低血小板、低纤维蛋白原、FDP 增加、血栓性微血管病变和血管内溶血。
- 治疗[13]:
  - 病因的治疗决定了预后。
  - 患病时,补充消耗的凝血因子(输注血浆)和血小板。
  - 避免使用肝素。

2. 维生素 K 缺乏(吸收不良、营养不良),或使用维生素 K 拮抗剂(华法林):

- PT 与国际标准化比值(INR)延长(低水平凝血因子 Ⅱ、Ⅶ、Ⅸ、Ⅹ)。
- 治疗:
  - 维生素 K 缺乏或如果不需要抗凝,给予维生素 K,10mg 口服或静脉注射,3d。
  - 如果抗凝是必要的,给予:
    - 凝血酶原复合物浓缩物(PCC)或 FFP。
    - 低剂量维生素 K<1mg。
    - 优化抗凝剂剂量。

3. 肝病凝血障碍:

- 最初 PT 延长,后来 aPTT 和 TT 延长,大多数凝血因子均缺乏。如果出血严重,可用 FFP 或冷沉淀凝血因子替代。
- 各种凝血因子制剂。

4. 肝素过量:

- APTT 和 TT 通常延长。
- 停用肝素并使用解毒剂。

5. 过量使用低分子量肝素或新型口服抗凝剂(NOAC):

- 常规凝血试验可能正常。
- 获得逆转剂的治疗因国家或地区而异。
- 这些逆转剂的半衰期通常较短:停止用药;必要时使用 PCC(凝血因子复合物),并提供支持性治疗。
- 其他情况超出本章的范围。请寻求专家意见以进行诊断和管理。

血小板疾病

1. 免疫性血小板减少症(ITP)

- ITP 血小板计数降低(由于破坏增加)。凝血试验(如 PT、aPTT)结果应正常。BM 检查可能正常,也可能显示巨核细胞数量增加(典型 ITP 不需要常规进行 BM 活检)。
- 治疗:
  - 因为血小板会被破坏,故避免输注血小板,除非出血危及生命。

- 如果需要治疗，使用类固醇或静脉注射免疫球蛋白（IVIG）作为初始治疗。后续的治疗方案包括脾切除术，使用利妥昔单抗、免疫抑制剂。
- 使用抗纤溶药物，如 TXA。
- 避免使用抗血小板药物：例如阿司匹林、非甾体抗炎药。

2．血小板减少的先天性原因，由于血小板生成减少

- 血小板计数低，可能有与基础病因相关的其他特征。
- BM：取决于基础病因（如无巨核细胞性血小板减少症）。
- 管理：见 5.5 节（骨髓衰竭）。

3．血小板功能障碍

- 主要是由阿司匹林等抗血小板药物引起。
- 血小板计数正常，血小板功能检测（如果原因明显则不需要）异常。
- 可能的话，停药——出血是自限性的。
- 严重出血时输注单采血小板。

5.10　烧伤患者的治疗

烧伤是由高温对皮肤及其他组织造成的损害，根据损伤的深度，可以分为几个等级：

1．表浅烧伤，仅影响到表皮层。

2．部分深度烧伤，涉及真皮层的部分区域。

3．全深度烧伤，波及真皮层所有层次，常伴有皮下组织损伤。

4．深层烧伤（四级），损害到了更深层的软组织。

有多种方法可用于评估体表总面积（TBSA）。

- 成人的九分法规则：头部占全身表面积的 9%，每只胳膊占 9%，每条腿占 18%，前后躯干各占 18%，会阴部占 1%。
- 手掌法：患者的手掌包括手指占全身表面积的 1%。

烧伤的范围（体表面积）决定了患者是否需要转入专科病房。对于儿童或老年人，如果超过 10% 的身体表面积受到烧伤，或成人超过 20%，则应转入烧伤病房。如果超过 5% 的身体表面积受到全层烧伤，或者烧伤涉及面部、眼睛、生殖器，以及吸入性烧伤，也需要转移到烧伤病房。

需要对患者进行紧急复苏，包括维持气道、呼吸和循环。成人如果烧伤面积超过 15%（儿童为 10%），需要进行液体补充，以确保器官血液灌注，目标是尿量达到儿童 >0.5～1.0mL/(kg·h) 或成人 >30～50mL/(kg·h)。治疗还包括：

- 控制身体功能损害。
- 疼痛管理。
- 控制过度的身体代谢活动。
- 预防感染。
- 伤口护理。

在没有专门烧伤中心的地区，烧伤面积超过 50% 的患者存活概率非常低。面对多个烧伤患者时，可能需要进行分流，优先救治存活概率更高的患者。

烧伤患者的输血

在严重烧伤患者中，或当超过 10% 的身体表面积受伤时，由于急性热伤害及皮肤移植和术后的出血，贫血是常见的。

过去，常规做法是输血以维持血红蛋白水平超过 10g/dL。然而，最近的研究显示，应减少输血的触发因素，非限制性输血（即在较高的血红蛋白阈值下输血）可能是有害的[14]。

- 只要维持血管内容量，就可以很好地耐受贫血。
- 烧伤患者输血没有通用的血红蛋白阈值。应根据患者的临床病情、生理状态、血容量及是否需要手术干预而定。
- 应考虑补充叶酸和维生素 B_{12}。
- 应避免补充铁剂，因为铁剂治疗可增加感染风险和产生自由基。

参考文献

1. Camaschella C. Iron-deficiency anemia. N Engl J Med. 2015;372:1832–43.

2. Devalia V, Hamilton MS, Molloy AM. Guidelines for the diagnosis and treatment of cobalamin and folate disorders. Br J Haematol. 2014;166:496–513.

3. Hoffbrand V. Megaloblastic anemias. In: Kasper D, Fauci A, Hauser S, Longo D, Jameson J, Loscalzo J, editors. Harrison's principles of internal medicine. New York (NY): McGraw-Hill; 2015.

4. Go RS, Winters JL, Kay NE. How I treat autoimmune hemolytic anemia. Blood. 2017;129:2971– 79.

5. White NJ, Pukrittayakamee S, Hien TT, Faiz MA, Mokuolu OA, Dondorp AM. Malaria. Lancet. 2014;383:723–35.

6. Selik RM, Mokotoff ED, Branson B, et al. Revised surveillance case definition for HIV infection — United States, 2014. MMWR 2014;63(RR03):1-10. (https://www.cdc.gov/mmwr/preview/mmwrhtml/rr6303a1.htm, accessed 24 January 2021).

7. Fekene TE, Juhar LH, Mengesha CH, Worku DK. Prevalence of cytopenias in both HAART and HAART naive HIV infected adult patients in Ethiopia: a cross sectional study. BMC Hematol. 2018;18:8. doi: 10.1186/s12878-018-0102-7.

8. Young NS. Aplastic anemia. N Engl J Med. 2018;379:1643–56.

9. Steele C, Sinski A, Asibey J, Hardy-Dessources M-D, Elana G, Brennan C et al. Point-of-care screening for sickle cell disease in low-resource settings: A multi-center evaluation of HemoTypeSC, a novel rapid test. Am J Hematol. 2019;94:39–45.

10. Tshilolo L, Tomlinson G, Williams TN, Santos B, Olupot-Olupot P, Lane A et al. Hydroxyurea for children with sickle cell anemia in sub-Saharan Africa. N Engl J Med. 2019;380:121–131.

11. Cappellini MD, Porter JB, Viprakasit V, Taher AT. A paradigm shift on beta-thalassaemia treatment: How will we manage this old disease with new therapies? Blood Rev. 2018;32:300– 11.

12. Srivastava A, Brewer AK, Mauser-Bunschoten EP, Key NS, Kitchen S, Llinas A et al. Guidelines for the management of hemophilia. Haemophilia. 2013;19:e1–47.

13. Squizzato A, Hunt BJ, Kinasewitz GT Wada H, Ten Cate H, Thachil J, et al. Supportive management strategies for disseminated intravascular coagulation. An international consensus. Thromb Haemost. 2016;115:896–904.

14. Curinga G, Jain A, Feldman M, Prosciak M, Phillips B, Milner S. Red blood cell transfusion following burn. Burns. 2011;37:742–52.

推荐阅读

Ware RE, de Montalembert M, Tshilolo L, Abboud MR. Sickle cell disease. Lancet. 2017;390:311–23.

Dunkley S, Lam JCM, John MJ, Wong RSM, Tran H, Yang R et al. Principles of haemophilia care: The Asia-Pacific perspective. Haemophilia. 2018;24:366–75.

Consolidated guidelines on the use of antiretroviral drugs for treating and preventing HIV infection: Recommendations for a public health approach. Geneva: World Health Organization; 2013 (https://www.who.int/hiv/pub/guidelines/arv2013/download/en/, accessed 24 January 2021).

Guidelines for the treatment of malaria, third edition. Geneva: World Health Organization; 2015 (https://www.who.int/malaria/publications/atoz/9789241549127/en/, accessed 24 January 2021).

Farmakis D, Angastiniotis M, Eleftheriou A. A short guide to the management of transfusion dependent thalassaemia. Nicosia: Thalassemia International Federation; 2017 (https://issuu.com/internationalthalassaemiafederation/docs/short_guide-low_res, accessed 24 January 2021).

第6章
产科：产科患者贫血的诊断和治疗

要点

1. 妊娠期贫血的定义为妊娠早期和晚期血红蛋白浓度低于 11g/dL，妊娠中期为 10.5g/dL。

2. 妊娠期慢性贫血的诊断和有效治疗是减少未来输血需求的重要途径。决定是否输血不应仅根据血红蛋白水平，还应根据患者的临床需求。

3. 如果分娩前母体血红蛋白水平高于 10.0～11.0g/dL，则正常阴道分娩或剖宫产时的失血通常不需要输血。血红蛋白浓度应在产后 2 周恢复正常。如果未能恢复正常，则需要进一步调查。

4. 产科出血通常具有不可预测性，且可能会很严重。因此，每个产科部门都应制订产科大出血的现行治疗方案，所有工作人员都应接受相关培训，熟练掌握并遵守这些方案。

5. 如果怀疑发生弥散性血管内凝血，在等待凝血试验结果期间不要延误治疗。

6. 对所有 RhD 阴性的母亲在分娩后 72h 内给予抗 RhD 免疫球蛋白是预防新生儿 Rh 溶血病的最常见方法。

6.1　引言

全球范围内，慢性贫血和妊娠期的急性失血是导致产科患者疾病和死亡的主要原因。孕期贫血还可能增加宫内生长迟缓、早产和胎儿死亡的风险。通过有效的预防和治疗，可以避免妊娠期贫血及其对母婴发病率和死亡率的影响。因此，鉴别贫血并及早采取纠正措施至关重要。这将最大限度地降低母婴风险，并减少在发生严重产科出血时的输血需求。

本章的目的是提供有关妊娠过程中影响血液学参数的自然变化的信息，并提供预防措施，以改善母亲及其新生儿的结局。

学习效果

在学习了本章之后，读者应该能够：

1. 描述妊娠期间的血液学变化。
2. 对产科患者进行全面评估，并能够诊断慢性贫血。
3. 推广预防措施，减少产科患者慢性贫血。
4. 为患有慢性贫血的产科患者提供适当的治疗。
5. 为遭遇急性失血的产科患者提供适当的治疗。
6. 识别有溶血性疾病风险的胎儿，并采取措施预防胎儿和新生儿溶血病（HDFN）。

6.2　妊娠期的生理学和血液学变化

在妊娠期间，会发生多种血液学变化。以下各部分将对此进行描述。

血浆容量

血浆容量增加 40%～50%，在妊娠第 32 周达到最大。同时伴有类似的心输出量增加。这些变化：

- 增加子宫的血液供应。
- 增加肾脏的排泄能力。
- 帮助散发孕期代谢率升高产生的热量。
- 保护胎儿免受因妊娠子宫压迫主动脉-腔静脉而导致的胎盘灌注受损。

红细胞

母亲的红细胞量在妊娠期间增加了 18%～25%。这比血浆量增加的速度慢，幅度小。因此，妊娠自然与生理性贫血（也称为稀释性贫血）相关。需要注意的是，妊娠期间血红蛋白浓度升高可能是血浆容量减少的先兆子痫的迹象。

铁代谢

由于胎儿对铁的需求和母体红细胞量的增加，母亲对铁的需求量在妊娠期的后两个三月增加。高达 80% 的铁需要量增加发生在妊娠最后 3 个月。整个妊娠期的总铁需要量约为 1 300mg（图 6.1），包括：

- 胎儿 300mg。
- 胎盘 50mg。

- 母体红细胞总量增加450mg。
- 母亲"基础"铁损失250mg。
- 正常阴道分娩失血250mg（500mL）。

虽然妊娠期间肠道铁吸收增加，但膳食铁摄入量可能无法满足增加的铁需求。因此，可能需要动用身体的铁储备来补偿。如果这些铁储备不足，而且不补充铁，母亲就会贫血。

凝血和纤溶系统

更多信息见1.2节：基础生理学。

在妊娠期间，会出现生理性高凝状态。血小板活化和凝血因子水平增加，尤其是纤维蛋白原、凝血因子Ⅷ和凝血因子Ⅸ。此外，纤维蛋白溶解系统也受到抑制。其作用是保护母亲在产程和分娩期间免于出血。然而，这些变化也会增加血栓栓塞的易感性。

> **活动6.1**
>
> 确认您对妊娠期生理和血液学变化的认识和理解方面的任何差距，这些差距可能会影响您对产科患者的评估和管理。

图6.1 妊娠期的铁需求

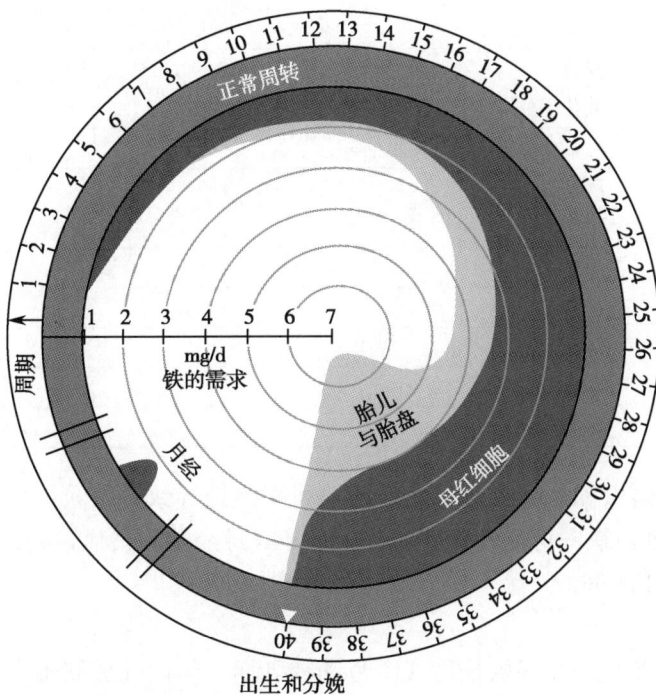

经许可转载自 Auerbach M，Landy HJ. Anemia in pregnancy. In：UpToDate，Post TW（ed），UpToDate，Waltham，MA. Copyright © 2019 UpToDate，Inc.

6.3 妊娠合并慢性贫血

根据世界卫生组织（WHO）的定义，妊娠期贫血是指妊娠早期和晚期的血红蛋白浓度低于11g/dL。在妊娠中期，允许因血浆量增加而下降0.5g/dL，临界值为10.5g/dL，见表6.1。

表 6.1　妊娠期贫血的定义

妊娠阶段		如果低于以下数值则为贫血（g/dL）
孕早期（前三个月）	0～12周	11
孕中期（中间三个月）	13～28周	10.5
孕晚期（后三个月）	29周～出生	11

6.3.1　贫血的原因

妊娠妇女贫血的两个最常见原因是 6.2 节所述的血浆容量增加导致的生理性贫血和铁缺乏。然而，在评估因贫血就诊的产科患者时，一定要考虑贫血的其他病因。

缺铁

多种因素可能导致产科患者缺铁。最常见的原因是富含铁的食物摄入不足，或获得促进铁吸收的食物有限，特别是在资源有限的环境中（表 6.2）。

表 6.2　食物来源与铁

富含铁的食物	肝脏
	牛肉
	火鸡
	虾
	豆类
	扁豆
	强化谷物
促进铁吸收的食物	柑橘类水果（橙子、西柚）
	草莓
	西兰花
	辣椒
减少铁吸收的食物	乳制品
	豆制品
	咖啡/茶
	菠菜

铁缺乏的其他促发因素包括寄生虫感染（如钩虫和血吸虫病），这些感染可以迅速导致铁摄入量低且体内铁储备已经耗尽的个体出现铁缺乏性贫血。缺铁可能是由于妊娠期和/或月经期间失血，或生育间隔短，因为补充孕前铁储备可能需要长达 2 年时间。

叶酸缺乏

妊娠期的叶酸需求量比非妊娠期多达 8 倍，尤其是在妊娠最后 3 个月和哺乳期。体内叶酸储备有限，膳食摄入叶酸可能不足。因此，可能发生贫血（大细胞性或正细胞性）。由于缺铁性贫血还可能发生叶酸缺乏，因此重要的是要考虑对补铁反应不佳的产科患者可能存在叶酸缺乏。

维生素 B_{12} 缺乏

缺乏维生素 B_{12} 是由于吸收不良或饮食不足。幸运的是，饮食缺乏罕见，但在以下情况下应该怀疑：

- 拒绝食用任何动物蛋白的患者（素食主义者）。
- 患者来自饮食中很少或不含动物蛋白的人群。
- 由于接受了涉及回肠的减肥手术，一些患者可能面临着吸收不良的风险。

● HIV 感染。

如果患者出现贫血伴白细胞减少、血小板减少、淋巴结病和 / 或口腔念珠菌病，应考虑 HIV 感染的可能性。

疟疾

疟疾引起的溶血是妊娠期严重贫血的一个重要原因。如果怀疑产科患者患疟疾，早期诊断和治疗至关重要，以尽量减少孕产妇发病和死亡风险，以及降低输血需求。对于在妊娠初期被诊断为单纯型恶性疟原虫感染的孕妇，世界卫生组织指南推荐使用奎宁和克林霉素治疗 7d*。对于妊娠中期和晚期被诊断出疟疾的孕妇，推荐使用基于青蒿素的联合治疗。而单纯型间日疟、草原疟、三日疟或知觉疟的感染应在妊娠初期使用氯喹（或在耐药区域使用奎宁）治疗，妊娠中后期则应使用基于青蒿素的联合治疗。

镰状细胞病

镰状细胞病的贫血通常非常严重，可能因为急性镰状细胞在脾脏的囤积，或者更常见的是在急性感染期间骨髓红细胞生成减慢时发生的再生障碍性危象，可能会加剧贫血。由于红细胞周转快，叶酸缺乏在镰状细胞病中很常见。由于人体不排泄铁，并将铁从红细胞中回收，因此女性缺铁并不比一般人群更常见。

6.3.2　孕期慢性贫血的评估

当发现贫血时，一定要确定病因并评估其严重程度，包括任何临床失代偿的证据（表 6.3）。

表 6.3　妊娠期间贫血的临床评估*

临床病史	
贫血的非特异性症状	疲倦 / 乏力
	头晕
	呼吸急促
	头痛
	脚踝肿胀
	已有症状恶化，如心绞痛
与潜在疾病相关的病史和症状	营养缺乏：不良饮食史
	短暂的生育间隔
	既往贫血史
妊娠期出血	
体格检查	
贫血和临床失代偿的症状	黏膜苍白（手掌、指甲床）
	呼吸加快
	心跳加快
	颈静脉压升高
	心脏杂音
	足踝水肿
	位性低血压
	精神状态的改变
潜在疾病的迹象	
失血的证据	

*有关世界卫生组织建议的最新更新，请查阅网站。

评估应基于：
- 患者的临床病史。
- 体格检查。
- 实验室检查以确定贫血的特定原因，例如血清铁蛋白、叶酸或维生素 B_{12} 缺乏症。

6.3.3 妊娠合并慢性贫血的预防和管理

妊娠合并贫血的患病率需要通过下列措施减少：
- 营养性贫血的预防和处理。
- 适当的产前护理。

下列措施对于预防孕妇营养性贫血特别重要：
- 有关营养、食物准备和哺乳的教育，特别强调对胎儿和新生儿的影响。
- 适当的母婴健康护理。
- 能获得计划生育信息、教育和服务。

营养补充

铁

铁的饮食来源：缺铁主要是由于不适当的营养及资源限制，导致无法获得富含铁的食物。了解这两种饮食铁（血红素铁和非血红素铁）是很重要的，因为它们的生物利用度不同：
- 血红素铁，吸收良好，存在于动物来源的食物中，如牛羊、家禽和鱼。
- 非血红素铁，吸收差，存在于植物来源的食物中，如谷类、球根、蔬菜和豆类。

非血红素铁的吸收需饮食中含有维生素 C 或搭配肉、蛋或鱼。

补充铁：对于发现患有缺铁性贫血的孕妇，建议在产前补充维生素的基础上口服补充铁或静脉补充铁（表 6.4）。口服铁补充，剂量范围为每日补充元素铁 60～200mg，最适合在妊娠的前三个月被诊断为缺铁的妇女。口服铁剂安全、廉价且易获得。为了提高服用的依从性，有些人建议采用隔日服药的方法，这样既能促进铁的吸收，又能减少因每日服药引起的胃肠道不适。

表 6.4   补充铁剂

制剂	剂量
富马酸亚铁	每片 325mg 含 106mg 元素铁
硫酸亚铁	每片 325mg 含 65mg 元素铁
葡萄糖酸铁	每片 300mg 含 34mg 元素铁
右旋糖酐铁	每毫升含 50mg 元素铁，静脉注射或肌内注射
葡萄糖酸铁	每毫升含 12.5mg 元素铁，仅限静脉注射
蔗糖铁	每毫升含 20mg 元素铁，仅限静脉注射

注意：不同地区可能有其他制剂。

静脉注射铁剂疗法适用于不能耐受口服铁或在妊娠后期（妊娠中期或晚期）被确定为缺铁的孕妇。需要注意的是，由于缺乏妊娠前三个月用药的安全性数据，一般不在妊娠前三个月进行静脉注射铁剂治疗。

监测血液学参数对评估补充铁效果是很重要的。一般来说，如果孕妇坚持按剂量服用铁补充剂，并且没有发现其他可能影响吸收的因素（例如潜在的吸收不良综合征），就有望在开始补铁治疗后的2～3周内看到血红蛋白水平的提高。

叶酸

叶酸的膳食来源：富含豆类、蔬菜和谷物的饮食可以为非孕妇提供充足的叶酸。然而，在资源有限的地区，或未被授权使用的国家，存在叶酸缺乏的风险。因此，建议计划怀孕（孕前补充）和妊娠期间的妇女补充叶酸。

叶酸补充：目前推荐的叶酸补充剂量为 400μg/d，从受孕前开始，或一旦确认怀孕，一直到产后 3 个月。大多数产前维生素补充剂都含有 1mg 的叶酸，足以满足妊娠期间对叶酸不断增加的需求。

对于有多次妊娠、患有溶血性疾病或有神经管畸形个人或家族史的妇女，建议补充更高的剂量（5mg）。

维生素 B_{12}

补充维生素 B_{12}：孕妇每天对维生素 B_{12} 的需求量略有增加，这可以通过饮食和产前维生素补充来轻松满足。目前推荐的维生素 B_{12} 摄入量约为 2.6μg/d。

活动 6.2

阅读 6.3 节。什么因素会引起妊娠期贫血？

温习你们医院最近 25 位产科患者的病例。记录妊娠期的血红蛋白水平。

- 妊娠最后 3 个月中她们的血红蛋白水平或血细胞比容是多少？
- 多少人是贫血的？
- 多少人服用过处方补铁剂？

根据你的研究结果，妊娠期妇女是否得到了适当的治疗？如不是，与资深同事讨论改进她们治疗的措施。

在你的医院是否有妊娠合并慢性贫血的评价和处理指南？内容正确且容易理解吗？所有工作人员包括产前护理人员是否系统地使用它？

如果没有指南，或你能改进它们，制订指南的草案并与资深同事进行讨论。

6.4 产科大出血

产科出血是指产前、产中或产后出血过多，它仍然是全世界孕产妇发病和死亡的主要原因。急性失血可能是胎盘部位过度出血、外伤或两者兼有的结果。子宫收缩乏力，即产后子宫无法收缩是产后出血最常见的原因。已知与产后出血有关的风险因素包括既往产后出血、巨大胎儿、异常胎盘着床和多胎妊娠。超过一半的产后出血妇女没有明显的风险因素。迅速识别和正确处理产科出血能减少孕产妇的死亡数。

产科大出血可能引起如下所述的低血容量性休克的明显体征。在临床上出现明显的低血容量症状之前，健康人可以成功地代偿多达 20%～25% 的失血量。然而，由于妊娠引起的生理学改变，产妇在大量失血的状况下，也可能很少表现出低血容量症状。当存在大出血的风险因素或怀疑有大出血时，对临床状况进行全面评估，是发现临床失代偿的关键。

6.4.1 产科大出血中低血容量的体征

- 心悸。
- 眩晕。
- 发汗。
- 呼吸急促。

- 口渴加剧。
- 低血压。
- 心动过速。
- 毛细血管再充盈时间增加。
- 排尿量减少。
- 意识水平降低（或丢失）。

6.4.2　产科大出血的原因

大出血可能发生在孕期的任何时候，分娩时或产后最常见。表 6.5 列举了导致产科出血的各种临床状况。

表 6.5　产科出血的可能原因

流产，可能导致	不完全性流产
	败血性流产
异位妊娠破裂	输卵管
	腹腔
产前出血，可能由于下列原因引起	前置胎盘
	胎盘早期剥离
	子宫破裂
	前置血管
	偶发的生殖道出血
创伤性损伤，包括	外阴切开术
	会阴或阴道的撕裂
	子宫颈的撕裂
	子宫破裂
原发性产后出血，可能由以下原因引起	子宫收缩乏力
	妊娠残留产物
	创伤性损伤
	异常粘连的胎盘（胎盘植入）
	凝血功能障碍
	急性子宫内翻
继发性产后出血，可能由以下原因引起	产后败血症
	妊娠残留产物
	产后的组织损伤
	剖宫产术后子宫伤口破裂
弥散性血管内凝血，原因包括	（胎儿）宫内死亡
	羊水栓塞
	败血症
	先兆子痫
	胎盘早期剥离
	妊娠残留产物
	人工流产
	过量出血
	急性脂肪肝

6.4.3 产科大出血的处理

足月孕妇子宫循环中的血流量大于 500mL/min。子宫肌肉必须迅速压迫扩张的子宫螺旋微动脉血管,以防止失血过多。如果子宫肌肉不能适当收缩,产后失血会持续到第三产程,甚至之后。如果一线和二线子宫收缩剂(如催产素和米索前列醇)无法控制产后出血,则可能需要输注血制品,并进行宫腔内球囊填塞、子宫动脉结扎和子宫切除术等侵入性操作,以挽救生命。在这些情况下,可以使用像氨甲环酸这类抗纤维蛋白溶解剂作为额外的药物。

患者的生命可能有赖于产科团队的迅速反应。每一间产科病房都应制定明确的产科大出血的应对方案,并培训所有工作人员。所有产科病房都应制定大量输血和紧急发放血液制品的规程。框 6.1 提供了产科大出血的管理指南。

框 6.1 产科大出血管理指南

复苏
1. 给予高浓度的氧气。
2. 让患者头低倾斜位 / 抬高小腿。
3. 用两个大口径插管(14G 或 16G)建立静脉通路(如果尚未建立)。
4. 尽快输注晶体液或胶体液。
5. 通知血库 / 启动大量用血预案。
   5.1 在知道 ABO 血型之前,给予 O 型、RhD 阴性的紧急红细胞。
   5.2 完成抗体筛查后,如果有配血相合的红细胞,则给予配血相合的红细胞。
   5.3 如血库不知道 ABO 血型,则提供 AB 型血浆。
6. 如可能,使用加压输血器和保暖装置。
7. 必要时请求其他的工作人员帮助。

监测 / 研究
1. 确保血库有除目前用于交叉配血的血制品之外的其他血液制品。
2. 做全血计数和凝血功能检查。继续监测。
3. 继续监测脉搏、血压、毛细血管再充盈时间及呼吸频率。
4. 插导尿管和监测每小时排尿量。

止血
1. 识别出血原因。
2. 检查子宫颈和阴道有无撕裂。
3. 如有妊娠残留物和不能控制的出血,按 DIC 处理。
4. 如果子宫是低张力的 / 张力缺乏的:
   4.1 保证膀胱是排空的。
   4.2 给予催产素 20 单位,静脉内注射。
   4.3 给予麦角新碱 0.5mg,静脉内注射。
   4.4 催产素输注(500mL 中 40 单位)。
   4.5 实施双手压迫子宫。
   4.6 如继续出血,深部肌肉或子宫肌层内注射前列腺素类药,直接注入子宫。
   4.7 如继续出血,可考虑静脉注射 1g(100mg/mL)氨甲环酸,速度为 1mL/min(10 分钟内注射完毕),但必须在婴儿出生后 3 小时内注射。
      4.7.1 如果 30 分钟后出血仍在继续,或在第一次注射后 24 小时内再次出血,可给予第二剂 1g 的氨甲环酸。
5. 宜早些考虑手术 / 子宫切除术。

术中出血的回收利用

术中出血的回收利用可减少大出血产妇的异体血液制品的输血量。

6.4.4 弥散性血管内凝血

弥散性血管内凝血（DIC）是产科大出血的原因之一。它可能由胎盘早期剥离、胎儿宫内死亡、子痫、羊水栓塞和许多其他原因触发。临床表现差别很大，从伴或不伴有血栓并发症的大出血，到临床情况稳定而仅有实验室结果异常（框 6.2 和表 6.6）均有可能。

框 6.2　弥散性血管内凝血的处理

1. 治疗病因
   - 娩出胎儿和胎盘。
   - 如有迹象表明子宫内有残留或坏死的组织时，排空子宫。
2. 给予子宫兴奋剂以促进子宫收缩：如催产素、麦角新碱和 / 或前列腺素。
3. 建立静脉通道并开始液体复苏。对于许多急性失血病例，应用平衡溶液（如 Hartmann 溶液或林格溶液）维持血容量，可以预防 DIC。
4. 用血制品帮助控制出血。
5. 如果患者大出血，则根据"大量输血方案"输血。如果失血不太严重，则根据实验室检测结果和临床症状与体征进行输血。
   - 如果血红蛋白<7g/dL，且患者正在出血，则应输注红细胞。
   - 如果凝血酶原时间和活化部分凝血活酶时间超过正常值的 1.5 倍，输注 10～15mL/kg 的新鲜冰冻血浆。
   - 如果血小板计数<50×10⁹/L，且患者正在出血，则输注一个剂量的血小板（1 个单采血小板或等效的全血衍生物）。
   - 如果纤维蛋白原低于 200mg/dL 且产妇正在出血，用冷沉淀凝血因子替代。至少提供 10 袋由单个供体单位制备的冷沉淀凝血因子。
   - 如果没有冷沉淀凝血因子，可给予新鲜冰冻血浆（10～15mL/kg）：每 2 单位的红细胞或冻干的人纤维蛋白原浓缩物（如果有的话）1 单位。

活动 6.3

在你们医院中是否有产科大出血的处理指南？指南是否正确和容易理解？所有工作人员包括产科护理人员是否全面应用指南？是否准备好必需的药品并能随时取用？产科是否进行演练？产科是否进行事后总结并报告？

如果没有指南或你想改进现有指南，查明是否在其他地方已有指南，并设法获得一份复制本，如得不到，制订指南草案并与参与照顾产科患者的同事讨论。

一旦达成共识，为所有产科工作人员组织一次教学会议。

监督是否正确应用指南和提供可能需要的进一步的教学。

表 6.6　评估弥散性血管内凝血（DIC）的实验室试验

实验室试验
血小板计数
凝血酶原时间（PT 或 INR）
活化的部分凝血激酶时间（aPTT）
凝血酶时间（TT）：在确定有无 DIC 中特别有帮助
纤维蛋白原：在分娩时正常浓度应为 4.0～6.0g/L
纤维蛋白降解产物（FDP）
如实验室试验均可进行，结果会显示
凝血因子减少（所以所有的凝血试验是延长的）
纤维蛋白原和纤维蛋白降解产物降低

血小板计数减少：<$50×10^9$/L
在血片上可见破碎的红细胞
如不能做这些试验，可做以下的 DIC 试验
1．取 2～3mL 的静脉血放入一个清洁的玻璃试管内（10mm×75mm）
2．将此试管握在你的拳头中保温（即体温）
3．4min 后慢慢倾斜试管，看是否有凝块形成。然后再每分钟重复，直到血液凝固和试管能被颠倒为止
4．正常情况下凝块将在 4～11min 内形成，但在 DIC 时 15～20min 后仍为液体状态

如怀疑有 DIC，在等待凝血试验结果的同时，不要延迟治疗。

DIC 常继发于原发性疾病。所以你应该针对 DIC 的诱因直接治疗。当有急性 DIC 出血时，用血制品替代治疗是有指征的，目的是控制出血。

6.5　胎儿与新生儿溶血病

在整个妊娠期，胎儿的红细胞能进入母体循环。然而在正常环境下胎儿 - 母亲型出血主要发生在分娩期胎盘剥离时，如母亲没有胎儿红细胞携带的来自父亲的血型抗原，她可能产生对抗这些抗原的 IgG 抗体。特别是再次妊娠时，这些抗体可能经过胎盘并破坏胎儿的红细胞。

母亲抗胎儿红细胞的抗体也可能是由以前的输血引起的。只有当胎儿红细胞有相应抗原时才会累及胎儿。

虽然在母亲和胎儿之间 ABO 血型不合引起的胎儿与新生儿溶血病（HDFN）不影响在子宫中的胎儿，但它是新生儿黄疸的一个重要原因。

在 RhD 阴性比例较高的国家中，由于 RhD 不相容引起的 HDFN 是胎儿严重贫血的一个重要原因。特别是当母亲和婴儿是相同的或相容的 ABO 血型时，RhD 阴性的母亲产生对抗 RhD 阳性胎儿的抗体。胎儿红细胞发生溶血，引起严重的贫血。胎儿可能在子宫内死亡或出生时伴水肿、贫血和黄疸。

除非用换血疗法治疗，否则出生后胆红素浓度快速升高，会导致严重的神经系统损伤。需要娴熟的专家队伍为孕妇和新生儿提供有效的产前和新生儿治疗。

其他血型抗体也能引起 HDFN，特别是抗 c（也在 Rh 血型系统之内）和抗 Kell 抗体。这两种抗体和抗 D 抗体是能引起子宫内明显贫血并需要给胎儿输血的抗体，但也有极少数例外（译者注：中国人群中抗 E 引起的严重 HDFN 最为常见，针对 MNS、Kidd 等系统的抗体也偶见报道）。

6.5.1　红细胞血型分型及红细胞同种异体抗体的筛选

所有孕妇在首次产前检查时应检测 ABO 和 RhD 血型，也应做血清红细胞 IgG 抗体筛查，以检测是否存在能引起 HDFN 或在产科出血时可能导致血液不相容的 IgG 抗体。

如在产前检查时检测出抗体，则应监测抗体滴度变化，以评估是否存在母体抗体 - 胎儿抗原不相容有关的 HDFN。

如在第一次产前检查时没有测出红细胞抗体，孕妇应在 28～30 周时再做一次抗体检查。

6.5.2　同种免疫孕妇的管理

血清抗体滴度

产前病史对于确定同种免疫孕妇的最佳治疗方案非常重要。对于既往有受影响的胎儿 / 新生儿的患者，不建议进行连续滴度检测。

相反,应通过无创超声/多普勒技术监测胎儿的健康状况,以确定大脑中动脉(MCA)血流的速度,必要时还应进行胎儿血液采样(具体见下文)。对于无既往史的患者,在中期和晚期每4周进行一次连续的抗体滴度检测可能有助于确定妊娠受影响的风险。一般来说,抗体滴度在(0～1):8之间预示着HDFN的低风险(抗K抗体除外,其HDFN风险与抗体滴度无关)。临界滴度为1:8,滴度大于1:8则有必要通过MAC多普勒或胎儿血液采样进行检测。

父系红细胞抗原分型

对胎儿父亲的红细胞进行红细胞抗原分型,有助于确定胎儿红细胞对母体抗体所针对的抗原呈阳性的风险。例如,如果母亲的抗K抗体筛查呈阳性,而婴儿的父亲是K阳性/k阳性(即携带相对应的等位基因),则婴儿的K抗原呈阳性的概率为50%。对于某些红细胞抗原,尤其是RhD抗原,可能需要进行红细胞基因分型(若适用)来预测胎儿红细胞抗原状态的风险。

多普勒大脑中动脉(MCA)血流速度无创监测

对MCA血流速度的无创监测已被证明与之前用于评估HDFN的标准侵入性方法(如羊水胆红素分析)高度相关。连续评估对于提高此风险评估方法的敏感度和特异度非常重要。在受影响的妊娠中,随着胎儿贫血程度的增加,MCA血流速度也会增加。一旦达到临界阈值,建议进行胎儿血液采样以确定血红蛋白水平并在有指征时开始输血。

胎儿血液采样(FBS)

在技术允许的情况下,如果对胎儿的状况有所疑问,可以通过胎儿血液采样直接检测并确定其血型以及血红蛋白浓度。然后可以通过脐带输血(子宫内输血)来纠正贫血。

6.5.3 预防HDFN

适用于育龄女性的红细胞选择

为了降低育龄女性发生同种异体免疫的风险,一些国家认可使用抗原阴性红细胞进行输血。在全球范围内,RhD阴性女性(有时也包括RhD未分型女性)输血时都会选择RhD阴性红细胞。

此外,一些欧洲国家赞同所有有生育能力的女性使用K阴性红细胞;而其他国家则更进一步,除K阴性外,还包括Rh系统的c和E。

抗RhD免疫球蛋白

新生儿Rh溶血病的预防主要是在RhD阴性的妇女中使用抗RhD免疫球蛋白(RhIg)。RhIg能够防止RhD阴性的母亲在暴露于可能进入其血液循环的RhD阳性红细胞后,对这些红细胞产生致敏和抗体。

预防Rh溶血病的手段包括:
- 对已分娩RhD阳性胎儿的RhD阴性产妇产后应用RhIg。
- 产前选择性注射RhIg,以应对母婴换血风险较高的情况。
- 产前预防。

产后预防

产后预防是预防Rh溶血病最普遍的手段。

如果胎儿是RhD阳性,可在分娩72h之内给RhD阴性的母亲肌内注射300μg(1 500IU)的RhIg。300μg剂量的RhIg最多可保护30mL的胎儿全血(15mL的胎儿红细胞)。如果进行了Kleihauer-Betke方法或其他试验来评估,发现母体血液循环中的胎儿血量超过10mL时,必须予以额外的RhIg剂量以覆盖检测到的胎儿血量。可以在互联网上找到RhIg剂量计算器,以帮助确定剂量。

选择性预防

如果在产前发生了潜在的致敏事件(框6.3),则普遍建议使用RhIg注射。关于剂量的建议因国家和胎龄有所不同。建议读者查阅当地的 RhIg 剂量指南。

框 6.3　产前的 RhIg 选择性预防

- 妊娠期程序
  - 羊膜穿刺术
  - 脐带穿刺术
  - 绒毛膜血取样
- 先兆流产 / 产前出血
- 腹部创伤
- 体外胎头倒转术
- 宫内胎儿死亡
- 治疗性终止妊娠
- 异位妊娠

产前预防

RhD 阴性妇女在分娩 RhD 阳性婴儿后注射 RhIg 显著降低了 RhD 免疫率。在孕晚期（最后三个月）开始进行 RhIg 注射后，这一比率进一步降低。因此，一些国家已经制定了指导方针，建议在妊娠 28～32 周对 RhD 阴性孕妇进行产前 RhIg 注射，前提是患者的红细胞抗体筛查为阴性。

肌肉内注射剂量有两种方案，二者同等有效：

- RhIg 注射，不少于 100μg（500IU），在孕 28 周和 34 周时进行注射。
- RhIg 注射，300μg（1 500IU），在孕 28 周时进行注射。

在选择剂量方案时，应考虑当地和国家的指南、患者的偏好以及坚持治疗的可能性（如果选择第一种选项）。

活动 6.4

请问贵单位有什么特定的监测方案来关注携带抗 -D 抗体或其他抗体的孕妇？是否正确和坚持实施这些方案？

在您所在的妇产科或诊所，RhIg 是否易于获取？是否有针对 RhD 阴性患者的产前管理和使用 RhIg 的指南？

如果您认为现有程序存在不足或效果不佳，建议主动与高级别同事沟通，探讨如何改善管理策略。

推荐阅读

Achebe M, Grafter-Gvili A. How I treat anemia in pregnancy: iron, cobalamin, and folate. Blood. 2017;129:940–49.

American College of Obstetricians and Gynecologists. ACOG Practice Bulletin No. 95. 2008.

Delaney M, Matthews DC. Hemolytic disease of the fetus and newborn: managing the mother, fetus and newborn. Hematology Am Soc Hematol Educ Program. 2015:146–51.

Lockhart E. Postpartum hemorrhage: a continuing challenge. Hematology Am Soc Hematol Educ Program. 2015:132–7.

Vogel JP, Oladapo OT, Dowswell T, Gülmezoglu AM. Updated WHO recommendation on intravenous tranexamic acid for the treatment of post-partum haemorrhage. Lancet Glob Health. 2018;6:e18–e19.

WHO Guidelines for the treatment of malaria, third edition. Geneva: World Health Organization; 2015 (https://www.who.int/malaria/publications/atoz/9789241549127/en/, accessed 25 January 2021).

WHO Recommendations on antenatal care for a positive pregnancy experience. Geneva: World Health Organization; 2016 (https://www.who.int/reproductivehealth/publications/maternal_perinatal_health/anc- positive-pregnancy-experience/en/, accessed 25 January 2021).

WOMAN Trial Collaborators. Effect of early tranexamic acid administration on mortality, hysterectomy, and other morbidities in women with post-partum haemorrhage (WOMAN): an international, randomized, double-blind, placebo-controlled trial. Lancet. 2017;389:2105–16.

第 7 章
儿科和新生儿科

要点

1. 证据表明，新生儿和儿童，限制性红细胞输注对血红蛋白的提高比非限制性的输注更有效和安全。

2. 除了大量输血或换血的情况外，血浆的使用范围非常有限。

3. 建议限制性地使用血小板输注。

7.1　引言

本章讨论新生儿、婴儿、儿童和青少年输注红细胞、血小板、血浆和冷沉淀凝血因子的适应证和实际注意事项。有关血液制品安全制备和输血的一般性内容已在其他章节进行了阐述，因此，除了强调在给儿科患者输血时需要特别注意的流程之外，其他不再赘述。本章不涵盖所讨论疾病所需的全部治疗方法。临床医生应该对导致输血的原发病进行积极的治疗。

学习效果

阅读完本章后，读者应该能够：

1. 列出新生儿贫血的原因。
2. 掌握何时输血，并通过换血控制高胆红素血症。
3. 理解镰状细胞贫血和地中海贫血患者的红细胞输血原则。
4. 管理镰状细胞病和地中海贫血患者的红细胞输注。
5. 了解红细胞（或全血）输注的实际操作。
6. 掌握何时进行血小板输注，并了解实际操作。
7. 掌握何时需要进行血浆输注，并了解实际操作。

7.2　贫血和红细胞 / 全血输注

由于全血（WB）是许多低收入国家（LC）和低 / 中等收入国家（LMIC）唯一可用的含有红细胞的产品，因此，在这里我们统称输注红细胞浓缩物或全血为红细胞输注。对于除了镰状细胞病或地中海贫血以外疾病的大多数患者，红细胞输血的唯一适应证是纠正由红细胞量不足而导致的氧运载能力不足，而这种不足无法通过更安全的治疗及时纠正。输血的目标是解决需要输血的问题，而不一定是达到正常的血红蛋白浓度。

新生儿期（出生至 4 个月）

足月的新生儿出生时的平均血红蛋白浓度为 16.5g/dL，32 周和 28 周出生的早产儿分别为 15g/dL 和 13.5g/dL。对于足月新生儿，贫血是出生时血红蛋白浓度低于 13.5g/dL；早产儿的正常下限稍低，且因出生时的胎龄不同而异。

出生时贫血

出生时贫血可能是溶血、失血或骨髓功能衰竭的结果。

溶血通常是由于胎儿与新生儿溶血病（HDFN）引起的，这是由于胎儿 - 母体血型不合引起的一种慢性子宫内免疫过程。RhD 不相容是临床上最常见的新生儿溶血的原因（译者注：如前述，中国人群中可能为 RhE），而其他血型不相容（例如 Kell）只是偶尔会引起新生儿溶血。虽然 ABO 母婴血型不合很常见，但通常不会引起新生儿贫血。极少数情况下，先天性溶血性贫血或再生性障碍性贫血可能会导致新生儿贫血。

失血可发生在产前或产中。产前失血多为慢性失血，是由经胎儿 - 母体循环或双胞胎间血液循环引起的。产中失血通常是急性的，可能是外部失血（例如前置胎盘、脐带破裂或血管前置），也可能是内部出血（例如骨膜下出血、脑膜下出血、颅内或肾上腺出血、外伤性骨折、大面积瘀伤或外渗），还可能是脐带阻塞导致静脉回流受阻造成的胎儿 - 胎盘输血。在分娩过程中发生急性失血后，血红蛋白水平最初可能保持正常，但在几小时内，随着体内液体平衡逐渐恢复正常血容量，血红蛋白水平会开始下降。

骨髓衰竭并不常见，可能是由于产前感染（例如风疹病毒或人类细小病毒 B19）或罕见的遗传疾病（例如先天性纯红细胞再生障碍性贫血）引起的。

出生后贫血

所有婴儿在出生后的 8～10 周内会出现血红蛋白浓度下降，称为生理性贫血，是由于促红细胞生成素暂时减少所致。足月婴儿的血红蛋白浓度可能下降至 9.5～10g/dL，早产儿的血红蛋白浓度可能下降至 6～8g/dL。

对于无须立即进行复苏的足月新生儿和早产儿，均应延迟脐带夹闭，延迟脐带夹闭可以提高分娩时的血红蛋白水平，从而增加婴儿的铁储备，进而减少婴儿生理性贫血的严重程度，推迟或预防婴儿后期的缺铁。延迟 1min 和 3min 可以分别向新生儿输送约 20mL/kg 和 30mL/kg 的血液。若新生儿的胎龄为 28 周以上，临床情况不适合延迟脐带结扎（例如需要立即复苏），则应考虑脐带挤压法。

除了生理性贫血外，新生儿出生后的贫血情况还与出生时的血红蛋白水平、用于实验室检测抽取的血量（这种由医疗操作引起的贫血称为医源性贫血）以及可能出现的溶血或产后出血有关。为了预防医源性贫血，可采取的措施包括减少采血次数和使用小型血液采集容器，以及在实验室研究中应用微量检测技术。

目前，专家并不建议常规使用红细胞生成素来减少早产儿的输血需求。

新生儿红细胞输注的指征

新生儿输注红细胞的推荐指南各不相同，但最近的指南普遍建议采用较为严格的血红蛋白临界值。建议指南如表 7.1 所示[1-2]。

表 7.1　新生儿输血的建议指征[a]

急性失血	≥10%TBV 和供氧减少的迹象
	≥20%TBV
慢性贫血	中度至重度机械通气，血红蛋白≤10g/dL
	最小机械通气，Hb≤8g/dL[b]
	无机械通气但需要额外氧气，血红蛋白≤7g/dL
	无辅助供氧，无贫血迹象，血红蛋白≤7g/d 且网织红细胞≤100×10^9/L

TBV，总血容量。足月新生儿约为 85mL/kg，早产儿约为 100mL/kg。

[a] 此表不适用于有持续性溶血问题的新生儿。

[b] 改编自参考文献[1]；一些指南[2]建议在早产儿中，尤其是在妊娠<32 周的早产儿中，设定更高的血红蛋白阈值。

高胆红素血症和换血疗法

全球范围内，严重的高胆红素血症，即血清总胆红素>428μmol/L（25mg/dL），使数十万新生儿因急性胆红素脑病（ABE）处于高死亡风险或长期残疾（核黄疸）的危险中，严重高胆红素血症的根本原因通常是由于 HDFN 或 G6PD 缺乏引起的溶血。导致严重高胆红素血症的非溶血性风险因素包括早产、感染、脱水和热量缺乏、分娩创伤、局部血液积聚（译者注：如皮下血肿）以及家族或兄弟姐妹有严重新生儿黄疸的病史，通常有多种原因。

新生儿溶血病患儿在血清胆红素较低水平（≥342μmol/L 或 20mg/dL）时就有患 ABE 和核黄疸的风险，而健康足月婴儿可能耐受高达 428mol/L（25mg/dL）的血清胆红素水平。早产儿高总胆红素的阈值尚未得到确定。所有血清胆红素水平≥513μmol/L（30mg/dL）的婴儿患核黄疸的风险都很高，这种风险会因早产、溶血、脓毒症、酸中毒、低氧血症和低白蛋白血症或接触某些能够使间接胆红素从白蛋白中释放的药物而增加。开始光疗的阈值取决于新生儿的出生后年龄、总胆红素上升速率和个体风险因素,通常比换血的临界阈值低 103～120μmol/L(6～7mg/dL)。

新生儿换血(ET)的目的是通过快速清除血液循环和组织中的非结合胆红素来预防或治疗 ABE。如果存在免疫性溶血,ET 还将清除致敏的红细胞和血浆抗体。当出现 ABE 的临床症状或总血清胆红素达到临界水平时,发生 ABE 的风险很高,应立即进行 ET 治疗。

美国儿科学会临床实践指南[3]中详细规定了启动光疗和 ET 的阈值。尽管未结合的间接胆红素是神经毒性物质,但重要的是要注意这些指南是基于总血清胆红素[间接(未结合)＋直接(结合)胆红素]制定的。这些阈值反映了高收入国家(HIC)的最佳条件。在资源有限的低收入国家(LC)和中等收入国家(LMIC)中,可根据胆红素的预期升高速度、可用的人员和设备以及安装设备或获取血液的预期延迟而调整治疗阈值。

可以通过脐静脉推拉法(框 7.1)或同时使用脐动脉抽血和脐静脉输血来进行等容积双容量 ET[4]。脐静脉导管只需插入足够深即可获得良好的血液回流,除非很快进行第二次交换,否则应在 ET 后立即拔除。如果是这样,必须通过良好固定的脐静脉导管持续输液,以防止血液滞留和凝固。

框 7.1　使用单根血管的新生儿换血(ET)流程 [a]

> 1. 在 ET 期间和术后至少 4h 内禁食。如果婴儿在该手术前的 4h 内进食,请将胃中的食物排空。
> 2. 密切监测 ET 前、中、后的生命体征,包括心率、呼吸频率、体温、脉搏和血氧饱和度。准备好抢救设备。
> 3. 使用无菌技术,将脐静脉导管插入到足够深的位置以获得良好的血液回流(对于足月婴儿,距离腹壁水平约 5cm)。使用胶带或手术缝线固定管线。
> 4. 使用经过批准的、质量受控的加热器预热血液,不能使用水浴。
> 5. 足月婴的换液量以 10～15mL 为单位递增,早产儿的换液量应更小。每个循环应该缓慢进行,持续约 4min。
> 6. 间歇性地晃动血液装置,防止红细胞沉积。
> 7. 如果有低钙血症的心电图(ECG)证据(如 Q-T 间期延长),或者如果没有心电图但有明确的临床症状(尤其是受刺激时的抖动或震颤),应缓慢静脉注射 1～2mL 10% 葡萄糖酸钙溶液。输注钙剂前后用生理盐水冲洗管道。监测钙剂输注过程中的心动过缓。
> 8. 要完成 2 倍量的 ET,足月婴儿输血 160～180mL/kg,早产儿输血 200mL/kg。
> 9. 将最后一份抽取的血液样本送往实验室进行血红蛋白或血细胞比容、血糖、总胆红素、钾和钙的测定,以及血型和交叉配血。
> 10. 术后,持续输注含葡萄糖的静脉注射液,以预防低血糖。

[a] 请参阅正文,选择要使用的血液制品,并参考文献了解更多关于换血的详细信息[4]。

至少需要两个人来进行 ET:一个人进行换血,另一个人记录每次输血/抽血,计算交换的血液总量,并持续监测生命体征。ET 应由受过专业培训的人员在有监测和复苏设备的地方进行。如果可以,应在进行 ET 的准备工作时尽快开始强化光疗,并在交换期间继续进行,且在交换完成后保持进行。

双倍量的 ET 可以置换婴儿大约 85% 的血容量,并将总胆红素水平降低到原来的一半左右。ET后,总胆红素水平会上升到原来的 2/3 左右。可能需要进行额外的 ET。

对于 ABO 血型不相容的患儿,ET 的理想血液制品是通过从 O 型 RBC 浓缩液中去除上清液,并加入等量 AB 型血浆或与患儿相同 ABO 血型的血浆制备的重组全血。如果无法方便或适当地制备,可以使用 O 型全血,最好是具有低滴度的抗 A/B 抗体的血液。对于其他适应证,应使用患者 ABO 血型相同的全血或重组全血。在血型不相容(除 ABO 外)的情况下,全血或 RBC 浓缩液应对相关抗体呈抗原阴性。

ET 的潜在并发症总结见框 7.2。

框 7.2　换血疗法的潜在并发症[a]

心血管
- 门静脉血栓，其他血栓栓塞。
- 血管损伤。
- 心律失常。
- 血容量失衡。
- 心肺骤停。
- 电解质和代谢失衡。
- 高钾血症。
- 高钠血症。
- 低血钙症。
- 低血糖。
- 酸中毒。

血液学
- 贫血/红细胞增多症。
- 血小板减少症。

传染性疾病
- 脓毒症。
- 输血传播的感染。

其他
- 空气栓塞。
- 坏死性小肠结肠炎。

[a] 见参考文献[4]。

较大婴儿和儿童/青少年

世界卫生组织（WHO）对婴儿和儿童贫血的定义如表 7.2 所示[5]。虽然研究显示，与白人相比，黑人在儿童时期的血红蛋白正常下限约低 5%～10%，成年期则低 10%～15%，但 WHO 并没有根据种族来单独设定正常血红蛋白浓度的标准。这种种族间的差异在判断是否存在贫血时很重要，但在决定是否需要输血时则影响不大。

表 7.2　世界卫生组织在海平面上用于诊断贫血的血红蛋白水平（单位：g/L）

人口	非贫血	贫血		
		轻度	中度	重度
6～59 个月的儿童	≥110	100～109	70<Hb<100	<70
5～11 岁的儿童	≥115	110～114	80<Hb<110	<80
12～14 岁的儿童	≥120	110～119	80<Hb<110	<80
非孕妇（15 岁及以上）	≥120	110～119	80<Hb<110	<80
孕妇	≥110	100～109	70<Hb<100	<70
男性（15 岁及以上）	≥130	110～129	80<Hb<110	<80

根据参考文献[5]改编。

2014 年发表的一份关于 1990—2010 年全球贫血患病率和负担的全面分析[6]，采用了 WHO 发布的贫血和严重程度类似的定义，报告了 2010 年全球贫血的总体患病率为 33%（轻度 18.4%，中度 13.5%，重度 1.1%）。贫血的患病率和负担与国家收入水平呈负相关，撒哈拉以南非洲的低收入国家负担最重。在全球各地区，妇女和 5 岁以下儿童的负担最重，而 5 岁以下儿童在 1990—2010 年间的变化最小。全球范围内，缺铁性贫血（IDA）是最常见的病因，而其他贫血病因在地理、年龄和性别上差异很大。对于低收入国家和中低收入国家的儿童来说，除了 IDA 之外，贫血的常见病因还包括疟疾、钩虫感染（与IDA 分开分类）和血红蛋白病。

普通儿科患者的 RBC/WB 输血指征

贫血患者评估

理想情况下，红细胞输血的决策应该基于对全身和 / 或局部氧输送不足的客观测量。遗憾的是，即使在资源丰富的地区，也无法随时获得这些测量数据。因此，血红蛋白浓度是确定是否需要输血的最重要的实验室指标。在进行任何红细胞制品输注之前，应该先检测血红蛋白水平。除非患者脸色极度苍白，即使是经验丰富的临床医生也不能总是准确地从体格检查中估计血红蛋白浓度。在资源匮乏的地区中进行的研究表明，不进行血红蛋白检测，或可能不遵医嘱进行血红蛋白检测，会导致红细胞输注不当[7]。虽然红细胞的不当使用是一个问题，但更令人担忧的是，低收入国家和低中等收入国家中有许多未能及时接受红细胞输注的严重贫血儿童。来自 SSA 的几项研究表明，如果危重症患儿的血红蛋白浓度低于 5g/dL，并且在入院后 8h 内没有输血，他们的死亡风险会增加[7-8]。不给这些儿童输血的原因是多方面的，不幸的是，主要原因是缺乏可用的血液。然而，也有报道表明，有些情况下不输血可能是因为未能意识到严重贫血的存在。

尽管血红蛋白浓度是决定是否进行红细胞输注的关键因素，但很少作为唯一需要考虑的因素。健康的成年人和儿童在血红蛋白水平下降时，尤其是缓慢下降时，有能力增加组织供氧量。患有慢性贫血的儿童（如铁摄入不足或钩虫感染导致的缺铁性贫血），如果可以进行铁剂补充并采取其他治疗措施，则可能耐受血红蛋白浓度低于 4～5g/dL 而无需输血。相比之下，在急性出血时没有足量补充的情况下，看似轻度的贫血可能需要紧急输血。

在确定重度（有时中度）贫血患儿是否需要输注红细胞时，应考虑以下临床因素：

- 健康状况：良好，轻中度疾病或危重病情。
- 营养状况。
- 血流动力学稳定性。
- 贫血发生的可能时间：急性、亚急性或慢性。
- 可能的病因：除了输血之外，是否有其他治疗方法可以纠正？
- 可能影响对贫血适应性 / 耐受性或其他治疗反应的并发症。
- 表明贫血是代偿性或非代偿性的症状和体征。

其他需要问的问题是：

- 如果患儿正在出血或有出血史，出血是否得到控制或仍在持续？失血严重程度如何？
- 是否需要进行全身麻醉的侵入性手术，或者患儿是否面临大量失血的风险？

直到 20 世纪 90 年代末，对于红细胞输注的管理指南（适用于所有年龄组）基本上是基于专家意见，因为几乎没有可用的循证数据。在高收入国家，这些指南通常建议在血红蛋白阈值较高时进行输血，而过去 20 年的研究表明这种建议过于宽松（即使用不必要的高血红蛋白阈值进行输血），从而使患者面临输血风险而没有明显的益处。尽管大多数研究是在成年患者中进行的，但合理地假设儿科患者在新生儿期后应该能够耐受与成年患者相同安全水平的血红蛋白水平，事实上，在儿童中进行的少数研究已经证实了这一点。

与高收入国家直到不久前仍在使用的红细胞输注宽松指南不同，WHO 对于急症儿童输血的指南一直更为严格——血红蛋白<4g/dL 或血红蛋白 4～6g/dL 且存在并发症或失代偿性贫血的临床表现——尽管这些指南也没有依据[9-10]。可能是因为 WHO 的指南更加针对低收入国家和中低收入国家

的临床医生,这些地区的血液供应更为有限,输血风险(尤其是输血传播病毒和可能的输血错误)比高收入国家更高。随着高收入国家循证指南的制订,建议更为严格地限制红细胞输注,这两种方法正在趋于一致。

来自 3 个撒哈拉以南非洲国家(马拉维、南非和津巴布韦)的一组调查员提出了一项儿科输血方案,适用于资源匮乏的国家和地区。该方案以 WHO 的指南方针为基础,但就复杂贫血的定义提供了更具体的指导,并增加了一个针对严重营养不良的儿童的第三类别(这些儿童应更谨慎地进行输血)[7]。复杂性贫血的定义见表 7.3,表 7.4 总结对比了此前 WHO 指南与 2010 年儿科输血方案。

表 7.3　儿童复杂性或失代偿性严重贫血的定义比较 [a]

WHO 2001[b]	缺氧的临床特征,即酸中毒或意识障碍
	高寄生虫负荷血症(疟疾)>20%
WHO 2013[c]	临床可检测的脱水
	休克
	意识障碍
	心力衰竭
	呼吸困难
	高寄生虫血症负荷(疟疾)>10%
建议修改 WHO 定义[d]	任何呼吸窘迫
	四肢厥冷 + 毛细血管充盈时间≥3s
	意识障碍(Ballantyne 评分≤4)
	虚脱状态(≥1 岁,神志清醒但不能坐;<1 岁,不能喝水或母乳)

[a] 在每个定义中,只需要一个标准。

[b] 改编自参考文献[9]。

[c] 改编自参考文献[10]。

[d] 改编自参考文献[7]。

表 7.4　建议修改的儿科输血方案与 WHO 输血指南的比较 [a]

指南比较		
	世界卫生组织输血指南(WHO,2001)	修改后的儿科指南
无严重营养不良		
所有儿童均输血的情况:	Hb<4g/dL	Hb<4g/dL
给"复杂性贫血"患儿输血的情况:	Hb=4~6g/dL	Hb=4~6g/dL
输血量	20mL/kg 全血(或等效体积红细胞)	20mL/kg 全血(或等效体积红细胞)
	首先更快地给予 5mL/kg 的红细胞,以缓解组织缺氧的急性症状	
输血持续时间	4h 内完成输血	如果是复杂性贫血:前一半体积在 1h 内完成,剩下一半在 2h 内完成
		如果不是复杂性贫血:输血在 4h 内完成

Hb,血红蛋白;RBC,红细胞。

[a] 根据参考文献[7]编写。复杂性贫血的定义见表 7.3。严重营养不良定义为双脚凹陷性水肿或可见的严重消瘦。

注:这些建议适用于急性或危重症儿童,可能不一定适用于患有慢性贫血的儿童或患有镰状细胞贫血或地中海贫血的儿童(见正文)。

2018 年，一组来自加拿大、欧洲、南非和美国的儿科重症监护医生发布了一系列危重儿科患者红细胞输注的指南[11]，在条件允许的部分指南是有循证依据的，在无法实现的部分均以专家共识声明为基础制订。由这一组专家总结发布的指南见图 7.1。

图 7.1　输血和贫血专家倡议（TAXI）：对重症患儿的输血建议 [1,2]

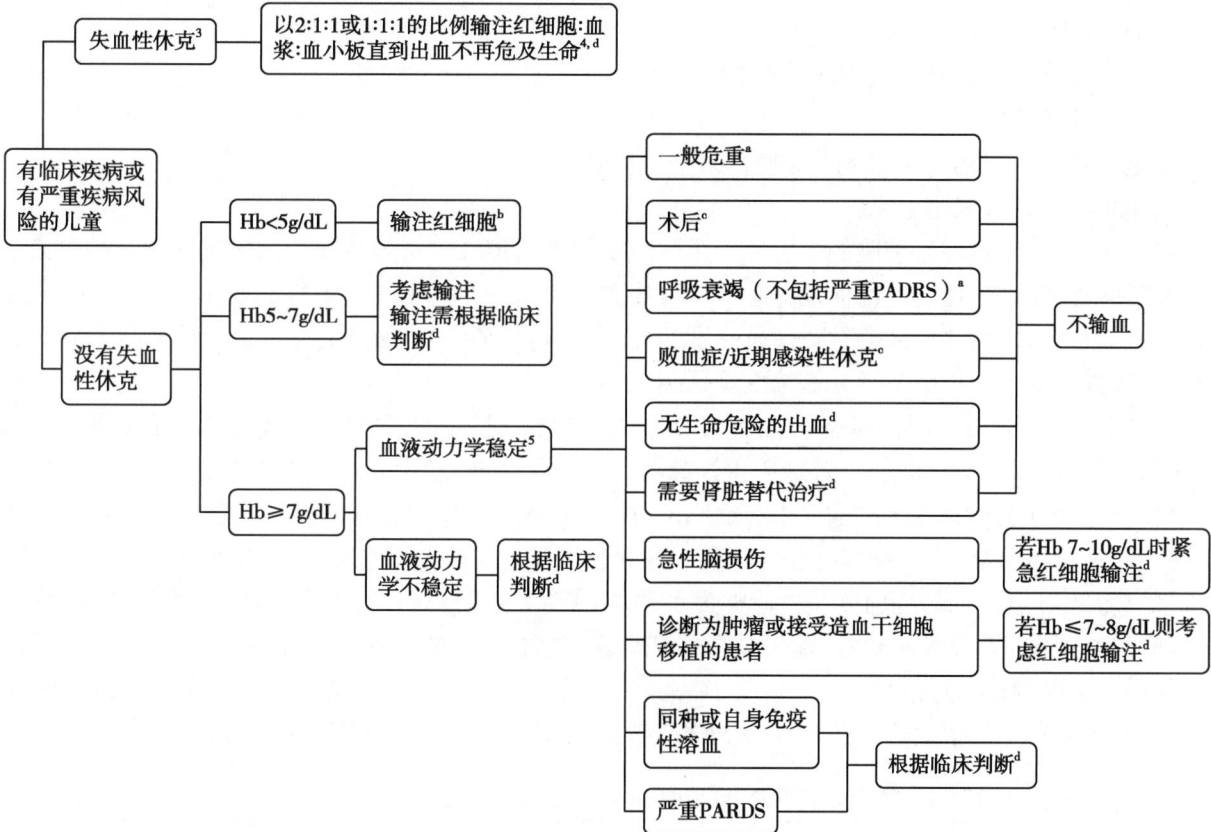

[a] 强烈建议，基于中等质量的儿科证据，1B。

[b] 强烈建议，基于低质量的儿科证据，1C。

[c] 弱推荐，基于低质量的儿科证据，2C。

[d] 专家小组共识。

Hb，血红蛋白；PARDS，小儿急性呼吸窘迫综合征；RBC，红细胞。

[1] 改编自参考文献[11]。

[2] 不包括患有镰状细胞贫血症（SCA）、地中海贫血或心脏病的儿童；对于 SCA 儿童，请参阅正文及表 7.5 和表 7.6；地中海贫血儿童见正文和参考文献[14]；对于患有心脏病的儿童，见参考文献[11]。

[3] 有失血风险的患者出现严重出血。

[4] 如果有条件可以使用全血替代。

[5] 血流动力学稳定，是指患者的平均动脉压在其年龄组的正常范围的两个 SD 以内，并且在过去至少 2h 内，没有需要增加的心血管支持措施。

来源：经许可转载自 Consensus Recommendations for RBC Transfusion Practice in Critically Ill Children From the Pediatric Critical Care Transfusion and Anemia Expertise Initiative，September 2018 • Volume 19 • Number 9，Pediatric Critical Care Medicine. Copyright © 2018 by the Society of Critical Care Medicine and the World Federation of Pediatric Intensive and Critical Care Societies。

镰状细胞病患者的红细胞输注

几项研究和共识文件已经讨论了纯合子血红蛋白 S（HbS）病或 HbS/β0 杂合的地中海贫血患者的

红细胞输注指征[12-13]。为简洁起见，我们将这两种情况统称为镰状细胞贫血（SCA）。其他镰状细胞病（SCD）的输血适应证尚未涉及，所以对这类情况的输血不会特别说明。然而通常情况下对于这些类型，患者的表型与 SCA 患者越类似，并发症或存在的潜在并发症越严重，患者就越有可能从类似于 SCA 患者的输注方案中受益。

SCA 患者的红细胞输注可用于急性或慢性并发症，在任何一种情况下，都可以是普通输血或换血疗法，手动或自动交换。

对 SCA 患者进行红细胞输注的 3 个原因是：

1. 增加组织含氧量。

2. 通过稀释含 HbS 的红细胞的相对量来降低血黏度。

3. 抑制内源性红细胞生成。

在急性情况下，输注红细胞的主要原因是第 1 个或者第 1、2 个。慢性输血方案的主要目标是第 3 个。对于所有情况，输血后的目标是总血红蛋白浓度达到 10～11g/dL。重要的是不要将血红蛋白升高至超过这个水平，因为这可能会导致高血黏度的并发症（包括卒中）。如果输血的目标是抑制内源性红细胞生成，那么另一个目标是将 HbS 浓度降低到 30% 以下。

输血不适用于治疗简单的疼痛危象，对于阴茎异常勃起或孤立性肾损伤的急性治疗、不需要全身麻醉的极低风险介入手术的术前准备，或因慢性脾功能亢进导致的无症状慢性贫血患者也没有太多帮助。

表 7.5 总结了急性情况下的输血适应证和推荐的输血类型。输血方式的比较（紧急或长期输血）见表 7.6。框 7.3 中总结了手动换血疗法的流程。在紧急情况下建议进行普通输血，但是如果患者血红蛋白水平≥9g/dL，应进行部分换血疗法（通常为手动）。或者，如果建议进行换血疗法，但无法进行（手动或自动交换），则应进行普通输血，前提是在不把总血红蛋白浓度提高到 10～11g/dL 以上的情况下进行。如果无法做到这一点，则应尽一切努力将患者转移到可以进行换血治疗的中心。如果建议使用换血疗法，但患者的血红蛋白非常低，则应先进行普通输血并对患者进行重新评估以考虑后续换血治疗。

表 7.5　镰状细胞贫血（SCA）患者发作性（紧急）红细胞（RBC）输注的适应证[12-13]

适应证	输血类型
再生障碍危象	普通输血
急性症状性失血或严重贫血	普通输血
急性脾脏滞留	普通输血 a
急性肝脏滞留	简单或换血疗法
复杂性疼痛危象（即 Hb 从基线下降≥2g/dL 或 Hb<5g/dL）	普通输血
轻度至中度 ACS 对抗菌药物和其他支持性治疗无反应	普通输血 b
严重 ACS，即在吸氧的情况下氧饱和度<90%	换血疗法 c
中危手术前	普通输血 b
高危手术前	换血疗法 c
多系统器官衰竭	简单或换血疗法
急性肝内胆汁淤积	简单或换血疗法
急性缺血性卒中	换血疗法 c
急性肠系膜"束带"综合征（肠系膜血管床、肝脏和肺部的急性镰性病变）	换血疗法 c

Hb，血红蛋白；ACS，急性胸部综合征。

a 红细胞输注量应小于常规输注量的 50%，因为隔离在脾脏中的红细胞将返回循环中。

b 如果 Hb≥9g/dL，则应进行部分换血疗法。

c 如果不能进行换血疗法，则应进行普通输血，前提是在不把总血红蛋白浓度提高到 10～11g/dL 以上的情况下进行。如果患者的血红蛋白非常低，则应先进行普通输血并对患者进行重新评估以考虑后续换血治疗。

表 7.6　镰状细胞贫血患者输血方式比较

	普通输血	手动换血	自动换血
优点	可在任何输血设施中使用	无须特殊设备	只能在有专业设备和工作人员的大型中心进行
	无须特殊设备,只需基本培训	需要专门培训	
静脉通路	普通单静脉通路	需要两条静脉通路	需要中心静脉通路或两条大静脉通路
所需单位量	1~2 单位——足以将 Hb 水平提高到 10g/dL	比普通输血多但比自动换血少	比手动换血多(成人每次交换 8~12 单位)
铁沉积	随着时间的推移,多次输血不可避免	会发生,但净增量低于普通输血	通常不会发生

框 7.3　手动换血输血程序

> 注:如果血红蛋白(Hb)浓度<80g/L,在进行手动换血前先进行普通输血。
> **换血流程开始前**
> 1. 称量患者体重。
> 2. 确保患者有两个功能良好的大静脉通路。
> 3. 计算将被去除的患者红细胞质量:
>   - 去除的总血容量 × 患者的血细胞比容(以分数表示)。
> 4. 计算输血量(注:了解可用红细胞制品的类型很重要,见表 7.7)。
>   - 去除的红细胞质量 / 血液单位的血细胞比容(以分数表示)。
> 输血量的计算示例:30kg 儿童,血细胞比容为 0.25,总去除量 20mL/kg,使用血细胞比容为 0.40 的全血:(30kg×20mL×0.25)/0.40=375mL。这将使输血后的血红蛋白水平与输血前的血红蛋白水平大致相同。如果希望输血后的血红蛋白水平稍高于输血前,则可以略微提高输血量。
> **第一步:**放血术同时输注等体积生理盐水
>   - 放血术:在 15~20min 内,从其中一条静脉放出 10mL/kg 血液(最多 500mL)。
>   - 容量置换:使用另一个静脉通路,同时注入与被放出的血液体积相同体积的生理盐水。
> **第二步:**在进行第二次放血术时输注红细胞
>   - 放血术:在 15~20min 内,从其中一条静脉放出 10mL/kg 血液(最多 500mL)。
>   - 输血:从放血术的同时开始,使用另一条静脉通路,在 30min 内输注计算出的所需血液量(如果希望提高输血后的 Hb 水平,则输注时间略微延长)。
> **手术后 30min**
>   - 做一个全血细胞计数,并马上检验结果。
>   - 如果换血后 Hb 水平 <90g/L,则在需要时进行额外输血。
>   - 如果换血后 Hb 水平 >110g/L,必要时进行放血术。

　　在条件允许的情况下,长期输血治疗,即定期输血计划(大约每 3~4 周 1 次),为了将 HbS 水平保持在 30% 以下,建议对任何大脑大动脉经颅多普勒(TCD)速度异常(>200cm/s)的 2~16 岁儿童进行卒中初级预防,并对既往有卒中史的儿童进行卒中二级预防。选择 TCD 异常但没有严重血管病变的儿童(既往无卒中史),在接受 1~2 年的输血治疗后,可以过渡到羟基脲(HU)治疗。长期输血治疗可以使用普通输血或者手动或自动换血治疗来完成。不幸的是,在世界许多地方,长期输血治疗要么无法提供,要么不可行,或者即便可以提供,但没有办法通过铁螯合疗法来防止铁过载带来的不可避免的潜在致命后果。在这些情况下,考虑用最大耐受剂量的羟基脲替代输血治疗或从最初的输血治疗过渡到羟基脲治疗是合理的。

　　以前,患有复发性严重急性胸部综合征和 / 或复发性致残性疼痛事件的患者被纳入长期输血计划。大多数此类患者现在都可以通过羟基脲成功治疗。对患有严重或复发性急性脾脏滞留的婴儿使用长期输血治疗是存在争议的。许多医生会将这些患者纳入长期输血计划,直到 2~4 岁时进行脾切除术。

在条件允许的情况下,镰状细胞病患者应接受与 5 种最常见的 Rh 血型抗原(D、C、E、c、e)和 Kell 抗原匹配的红细胞制品,以降低红细胞同种免疫的风险[14]。一些专家还建议,接受长期输血治疗的患者应接受 HbS 阴性的血液[14-15]。除了其他一些输血并发症外,在 SCA 患者中我们还必须意识到,迟发性溶血性输血反应可能会在输血后 1~2 周出现,临床表现为疼痛发作。在极少数情况下,SCD 患者在输注红细胞后可能会出现超溶血。这是一种潜在的致命反应,通常发生在输血后 7d 内,这种情况下输入的红细胞和受者红细胞都发生溶血,导致血红蛋白水平低于输血前。它可能与同种异体免疫有关,也可能与之无关。除了支持性治疗外,重要的是避免进一步输血,并大剂量静脉注射皮质类固醇,如果条件允许,可以静脉注射免疫球蛋白、红细胞生成素(如果是网织细胞减少症),可能的话使用依库珠单抗注射溶液。急性发作后,尚未接受羟基脲治疗的患者应开始羟基脲治疗。

地中海贫血患者

地中海贫血是一组异质性遗传性疾病,其特征是血红蛋白珠蛋白链的产生减少和红细胞生成无效。患有 β- 地中海贫血的儿童要想存活下来,需要每 3~4 周定期输血一次。输血前维持 90~100g/L 的最低血红蛋白浓度通常足以充分抑制红细胞生成并预防与疾病相关的并发症。然而,铁过载会随着时间的推移而发展,如果不加以治疗,将导致内分泌功能衰竭、肝脏疾病,最终导致心力衰竭,而心力衰竭是死亡的主要原因。

一些儿童有一种中间型,称为非输血依赖性地中海贫血。他们有残留的 β 链合成,但可能需要周期性输血,即使从未输过血他们也可能会随着时间的推移产生铁过载。患有更严重的中间型 β 地中海贫血的儿童可能受益于定期输血。对于生长迟缓、骨骼畸形或髓外红细胞生成性组织增生的儿童也应考虑这一点。

通过磁共振成像对输血相关的含铁血黄素沉着症进行合理诊断和及时螯合治疗,患病儿童现在可以很好地活到成年。有几种铁螯合剂可供选择。去铁胺(DFO)自 20 世纪 70 年代以来一直在使用,可有效减少肝脏和心脏铁过载。然而它的输注方式(每天长时间皮下输注)比较复杂,可能会影响依从性和生活质量。去铁酮是 20 世纪 90 年代末推出的一种双配基口服铁螯合剂,它可以改善 β 地中海贫血患者的肝脏和心脏铁过载。地拉罗司是 21 世纪初推出的一种三配基口服螯合剂,已被证明对治疗输血依赖性和非输血依赖性地中海贫血均有效。两种口服螯合剂都可以与 DFO[16]联合使用。

7.3　红细胞 / 全血输注的实践

红细胞制品

红细胞类的血制品包括全血和浓缩红细胞,其制备方法是从一单位全血中去除约 3/4 的血浆 / 抗凝剂溶液(传统上称为“浓缩红细胞”),或从一单位全血中去除大部分血浆 / 抗凝剂溶液,然后将浓缩的红细胞重新悬浮在“添加液”(营养液)中。表 7.7 总结了这些血制品的一些特点。在撰写本文时,尚没有比较全血与浓缩红细胞用于治疗儿童贫血的效果的研究发表。血制品的选择通常取决于能获得哪种制品。

ABO 血型 /Rh 型

除非在紧急情况下,全血和红细胞制品应与受血者 ABO 血型同型,以便确保 ABO 血型相容和最佳库存管理。可供选择的浓缩红细胞的替代血制品见表 7.8。对于全血来说,可以使用 ABO 同型的替代品,但需要考虑血浆的相合性。这包括或者在通常的“主侧”配血(供者红细胞与受者血浆)以外进行

"次侧"配血（受者红细胞与供者血浆），或者在将 O 型全血输注给非 O 型时使用抗 A 和抗 B 效价低的血液。

RhD 阳性患者应接受 RhD 阳性或阴性血液，尽管大多数 RhD 阴性血液应保留给 RhD 阴性患者，尤其是育龄女性。RhD 阴性患者应接受 RhD 阴性血液，但在极端紧急情况下，可使用 RhD 阳性血液，不应因为缺乏 RhD 阴性红细胞而拒绝进行挽救生命的输血。

表 7.7　含红细胞血制品的比较

血制品	成分	近似的血细胞比容	近似的容量[a]/mL	每次输注的红细胞	
				输血量 / （mL·kg^{-1}）	每次输注的红细胞 / （mL·kg^{-1}）
CPD、CP2D 或 CPDA-1 保存的全血	红细胞血浆[b]200～250mL 血小板[c]	0.40	500～550	20[e]	8
CPD、CP2D 或 CPDA-1 保存的红细胞	红细胞血浆[b]50～70mL	0.75[d]	250	10	7.5
悬浮红细胞	红细胞最小体积血浆[b]添加液 100mL	0.60[d]	330	15	9

CPD，柠檬酸 - 磷酸 - 葡萄糖保存液；CP2D，柠檬酸 - 磷酸双葡萄糖保存液；CPDA-1，柠檬酸磷酸葡萄糖腺嘌呤 -1 保存液。

[a] 在一些东南亚国家会将 350mL 全血（WB）采集在 49mL 抗凝保存剂溶液中，使一单位全血的总体积大约为 400mL。因此，红细胞单位的体积也相应会更小，但血细胞比容应相似。

[b] 血浆加抗凝剂溶液。

[c] 数量与 1 单位全血制备的血小板数量相等；冷藏保存的血小板可有效治疗出血（但不能预防）长达 14d[17]。

[d] 血细胞比容随血浆 / 抗凝剂溶液去除量的不同而变化。显示的值是通过离心获得；如果在没有离心的情况下使用重力"沉淀"，那么血细胞比容水平将显著降低（如 0.50～0.55），红细胞含量也会显著降低。

[e] 通常推荐的 20mL/kg 的全血输血量应该可以使血红蛋白浓度（非出血患者）提高约 2.7g/dL。与血细胞比容为 0.75、0.60 和 0.55 相当的浓缩红细胞体积分别为 10.7mL/kg、13.3mL/kg 和 14.5mL/kg。

白细胞含量因生产方法和是否进行预储存滤过白细胞而不同。粒细胞在采集后 12～24h 内失活。

表 7.8　儿科患者的输注血型选择

血液成分	受血者 ABO 血型	当没有同种血型时替代血型	极端紧急情况和 / 或无法确认患者血型时
浓缩红细胞	O	无	男性：O 阳性 女性： - 第一选择：O 阴性 - 第二选择：O 阳性
	A	O	
	B	O	
	AB	第一选择：A 或 B 第二选择：O	
全血	O	无	男性：O 阳性 女性： - 第一选择：O 阴性 - 第二选择：O 阳性 理想情况下使用 O- 低效价
	A	抗 A/B 效价低的 O 型血（O- 低效价）	
	B		
	AB	第一选择：A 或 B 第二选择：O- 低效价	
冰冻血浆或新鲜冰冻血浆	O	第一选择：A 或 B 第二选择：AB	第一选择：AB 第二选择：A
	A	AB	
	B	AB	
	AB	无	

续表

血液成分	受血者 ABO 血型	当没有同种血型时替代血型	极端紧急情况和 / 或无法确认患者血型时
血小板	O	第一选择：A 或 B 第二选择：AB	第一选择：AB 第二选择：A 或 B 第三选择：O（O- 低效价） 不要混用不同 ABO 血型制品
	A	AB	
	B	AB	
	AB	无	
冷沉淀凝血因子	O		所有 ABO 血型均可 可以混用不同 ABO 血型制品（但不在标签 上注明 ABO 血型）
	A	任意	
	B		
	AB		

- 始终尝试使用与患者相同的血型。
- O 阴性浓缩红细胞与所有血型都相容，但由于供应短缺，应谨慎使用。
- AB 组血浆 / 血小板适用于所有血浆 / 血小板输注，但由于供应短缺，应谨慎使用。
- 体重<10kg 的患者应避免 ABO 非同型的血浆 / 血小板输注，除非成分可以减少体积或已知抗 A/B 滴度较低。

储存时间 / 血制品管理

任何储存时间的红细胞都可以安全地用于新生儿和儿童的小容量输血（≤20mL/kg）[18-19]。对于新生儿或儿科患者的大量输血，应使用储存≤7～10d 的血液（如果只有存储时间更长的血液单位可用，那么应去除其中的上清液），因为更陈旧的血液单位中的钾含量可能会造成高钾血症的风险。过去认为新生儿大量输血时从红细胞成分血中去除保存液是谨慎的措施，但现在已经不再常规进行（除了超过7～10d 的血制品）。对红细胞单位进行白细胞减少和辐照处理的详细讨论在本书的第 3 章中进行。

部分血制品单位

如果新生儿或儿科患者不需要输注整个血制品，理想情况下应使用部分体积的血制品。供血单位有时候会准备小体积的"儿科"血制品单位（使用封闭系统来保持血制品的完整性）。或者可以用专门的装置把全血中需要的体积转移到转移袋中。为了防止在这个过程中引入细菌而导致的感染性输血反应，整个流程必须使用无菌连接装置来完成，该装置可以拼接和重新引导管道以保持装置的无菌性（在这种情况下血制品有效期不会改变），或者原血制品和转移袋必须在进入装置后 24h 内输注完成（输注前应在 2～6℃下储存）。

新生儿所需的小体积血制品也可以在注射器中制备，需要使用带内置过滤器的新生儿专用注射器。注射器中的血液必须立即输注；如果使用无菌连接装置制备，则原血制品保留其原始有效期，其他的在进入装置后 24h 过期。

血制品的完整信息（血型、编号、有效期和时间）必须显示在转移袋或注射器的标签上，如果是非无菌制备的，则新的有效期和时间必须在原血制品袋上显示。

输血量

在一定的权限范围内，临床医生需要知道哪些红细胞制品是可选择的，以确定"小患者"的最佳输血量，即那些接受少于一个全血单位输血量的患者。传统建议是输注 20mL/kg 全血，10mL/kg 红细胞。但是从表 7.7 中可以看出，为了使红细胞质量达到 20mL/kg，输血量主要取决于红细胞成分的血细胞比容，通常大于 10mL/kg。对于保存液中的浓缩红细胞，应按照 15mL/kg 输注以确保血红蛋白的升高。对于严重营养不良的患者，他们的容量过载风险增加，应按照正常情况的一半体积输注。

输血速率 / 血液管理

红细胞 / 全血输血必须在血库发血之后 4h 以内完成。关于输血率的建议见表 7.4。如果患者无法耐受在此时间段内所需输注的体积,可以在输血前使用利尿剂和 / 或将所需输注总体积在血库中分离到不同的血袋中,并分批等体积输注(参照上述指南)。

输注需要使用专门的包含 170～260μm 过滤器的装置(或其他经批准的较小尺寸的输血过滤器)。理想情况下,应使用输液泵来确保正确的输液速率。导管型号应为可合理插入的最大尺寸,至少为 22 号。

药物不应在输血同时通过同一条静脉通路给药。生理盐水与血液相容,必要时可同时输注;低渗溶液和乳酸林格液不能通过与输血相同的通路输注。

儿科患者输血时不需要加热红细胞或 / 全血,除非是通过中心静脉导管快速输注大量($>15\text{mL}\cdot\text{kg}^{-1}\cdot\text{h}^{-1}$)冰冷的血液。在这种情况下应使用经批准的血液加温装置。

7.4　血小板减少症和血小板输注

血小板减少症的定义是血小板计数(PC)$<(140～150)\times10^9/\text{L}$(译者注:我国为$<100\times10^9/\text{L}$),这一点对于所有年龄段,男性和女性以及所有种族都相同,但是在出生后的第一周正常下限约为 $125\times10^9/\text{L}$。

血小板减少症常见于早产儿或新生儿患儿、先天性感染和围产期窒息新生儿。这些婴儿的血小板计数和出血风险之间的相关性较差,这表明有其他更重要的因素。在单纯患有中度或重度血小板减少症[PC$<(75～100)\times10^9/\text{L}$]的其他情况良好的足月新生儿和所有其他血小板计数$<50\times10^9/\text{L}$ 的新生儿,应考虑新生儿同种免疫性血小板减少症的可能性。

月龄较大的婴儿和儿童血小板减少症的最常见原因是感染(尤其是疟疾、艾滋病毒和其他病毒感染)、危重症、弥散性血管内凝血(DIC)、恶性疾病及其治疗、再生障碍性贫血和免疫性血小板减少症(ITP)。在医疗资源充足的环境中,血小板减少症在接受心血管手术或体外膜肺氧合(ECMO)的患者中也很常见。

血小板输注的适应证

除了 2019 年发表的一项关于早产儿的研究外,还没有专门针对儿科患者血小板输注适应证的血小板输注(PT)随机对照试验[20]。因此,儿童的血小板输注指南是基于对成人的研究(有一些包括一些儿童)的证据,或者在没有相关依据的情况下根据专家的意见总结。新生儿和儿童血小板输注的公认指南见框 7.4。

框 7.4　新生儿和儿童中血小板输注(PT)的适应证[2, 20-21]

新生儿[a]

1. 新生儿同种免疫性血小板减少症(NAIT)或疑似 NAIT
   - 当血小板计数 $\leqslant30\times10^9/\text{L}$ 时给予预防性的血小板输注。
   - 对于侵入性操作、手术或中度及重度出血,请使用针对大龄婴儿和儿童的推荐作为一般指南。
   - 在容易获得相关抗原阴性的血小板的情况下使用这些血小板,否则使用随机供体血小板;如果使用母体血小板,则必须对其进行洗涤和辐照。
2. 其他患有血小板减少症的新生儿
   - 当血小板计数 $\leqslant25\times10^9/\text{L}$ 时给予预防性的血小板输注。
   - 对于侵入性操作、手术或出血,请使用针对年龄较大的婴儿和儿童的推荐作为一般指南。

大龄婴儿和儿童

1. 指南基于成人文献和推荐
2. 低增殖性血小板减少症
   - 预防
     - 稳定：血小板计数 $\leq 10 \times 10^9/L$（对于不可逆性低增殖性血小板减少症，考虑较低的阈值或仅治疗性血小板输注）
     - 出血风险增加（例如，使用抗凝剂的患者、弥散性血管内凝血的实验室证据，脓毒症）：血小板计数 $\leq 20 \times 10^9/L$
   - 出血（由于或主要由于血小板减少症引起）
     - 轻度：血小板计数 $\leq 10 \times 10^9/L$
     - 中度：血小板计数 $\leq 30 \times 10^9/L$
     - 重度：血小板计数 $\leq 50 \times 10^9/L$
   - 关键部位出血（例如中枢神经系统）：血小板计数 $\leq 100 \times 10^9/L$
     - 侵入性操作 / 手术[b]
     - 骨髓穿刺 / 活检：无需特定的血小板计数要求
     - 腰椎穿刺：血小板计数 $\leq 40 \times 10^9/L$
     - 经皮肝活检：血小板计数 $\leq 50 \times 10^9/L$
     - 非危重部位的小手术：血小板计数 $\leq 20 \times 10^9/L$
     - 关键部位的手术（例如中枢神经系统）：血小板计数 $\leq 75 \times 10^9 \sim 100 \times 10^9/L$
     - 其他手术：血小板计数 $\leq 50 \times 10^9/L$
3. 免疫性血小板减少症（例如 ITP、TTP/HUS）
   - 预防 - 血小板输注不适用。
   - 出血 - 血小板移植仅用于严重 / 危及生命的出血。
   - 侵入性操作 - 如果其他治疗不足，将根据个人情况作出决定。
4. 其他患有血小板减少症的危重患儿
   - 遵循上述第 2 点中的推荐作为血小板输注的一般指南。

PT，血小板输注；PC，血小板计数；ITP，免疫性血小板减少症；TTP，血栓性血小板减少症；HUS 溶血性尿毒症综合征。

[a] 患有 NAIT 或疑似 NAIT 的新生儿和血小板计数 $<50 \times 10^9/L$ 的新生儿应进行脑成像以排除颅内出血的可能。

[b] 关于中心插管的插入和移除以及肾活检，请参阅参考文献[18]。

实践方面

血小板制品

血小板产品有 3 种：

- 由标准全血捐献制备的血小板；体积大约 50mL；血小板 / 单位 $\geq 5.5 \times 10^{10}$。
- 多人份白膜层混合物；大约体积 300～350mL；血小板 / 混合物 $\geq 2.4 \times 10^{11}$。
- 单采单位：体积约 200～250mL；血小板 / 单位 $\geq 2.4 \times 10^{11}$。

血小板 / 单位是一个近似值，因地区而异。

通常采供血机构只制备 1～2 种血小板产品。从标准全血捐献制备的血小板可以在无菌条件下富集 4～5 单位。

ABO 血型 /Rh 分型

理想的血小板单位应与受血者 ABO 血型同型。无条件同型时，允许的血型替换如表 7.8 所示。在可能的情况下，应避免对非 O 型婴儿和儿童使用 O 型血小板，除非他们可以减少体积（只能在专业中心里适度进行）或者该单位血小板中抗 A、抗 B 的滴度低。在接受 Rh 阳性血小板输注的 Rh 阴性女性患者中，可以考虑预防性地使用抗 D，但对于男性患者来说，通常不需要。

血小板剂量和输注速率

通常的儿科血小板剂量为：

- 新生儿：10～15mL/kg（从全血制备的，用量最多可以50mL或1单位）。
- 4～10kg婴儿：5～10mL/kg（从全血制备的，用量最多可以50mL或1单位）。
- 儿童和青少年>10kg：
  - 全血制备的单个单位：减去10kg后，每10kg体重1单位（体重10～19kg为1单位，体重20～29kg为2单位，等等），最多4～5单位。
  - 多人份混合成分（多人份白膜层混合物或全血来源的4～5单位）：5～10mL/kg最多至1个混合单位。
  - 单采装置：5～10mL/kg最多至1单位。

血小板应以患者能够安全耐受的速度输注（至少持续1h，或更慢，以避免快速给予大量细胞因子），在所有情况下均应在血库发出后4h内使用。

其他的实施考虑

在仅提供多人份混合血小板或单采血小板的地区，部分单位的血小板也可以输注。在立即输血的情况下，它们可以使用红细胞转移袋进行制备。如果在无菌条件下提取部分血小板（分装），原血小板成分血仍然保留其原来的有效期，但如果进行非无菌方式制备，原血小板成分血的有效期将缩短至4h。如果条件允许，尽可能使用血小板储存转移袋；在这种情况下，如果在无菌条件下按照制造商的指示分装适量的血小板，那么分装后的血小板和原始血小板成分血均保持原来的有效期。若非无菌分装，两者的有效期都将缩短至4h。在输注过程中，必须使用带有170～260μm过滤器的标准输血设备。少白细胞血小板和辐照血小板成分血在第3章详细讨论。

7.5　除血小板减少症以外的出血性疾病和血浆成分输注

新生儿期后，儿童的血浆输血适应证与成人相同。在这里，我们只讨论新生儿血浆输注、新生儿出血性疾病以及当无法获得凝血因子浓缩物时，已知或疑似血友病A或B患儿的治疗。

新生儿血浆输注

在新生儿（包括接受预防性维生素K治疗的）中，除血管性血友病因子和凝血因子Ⅷ外，其他凝血因子和促凝血因子的参考值通常低于成人，最显著的差异是在凝血因子Ⅸ水平上。因此，常规凝血试验的参考值，特别是活化的部分凝血活酶时间，在新生儿期最高。大约在6个月时达到"成人"的水平。

目前还没有很好的证据可以作为新生儿血浆输注的指南。血浆输注不应用于扩容或预防脑室内出血，也不应用于凝血试验结果异常但未出血的新生儿[22]。血浆不应作为治疗红细胞增多症的输注液，生理盐水是一种更便宜、更安全的选择。对于凝血试验结果超出新生儿参考范围的发生出血的新生儿，应根据个人情况，根据青少年和成人的血浆输注适应证作出决定。

在换血中使用血浆的方法如上所述。

新生儿出血性疾病

维生素K依赖性凝血因子（Ⅱ、Ⅶ、Ⅸ、Ⅹ）的短暂下降通常发生在新生儿出生后48～72h内，并可导致出生后2～7d的自发性出血。典型的出血是颅内、肠道或脐带出血。在大多数新生儿出生时预防性地肌内注射维生素K 1mg（或计划性地重复口服给药），可以预防这种疾病（称为新生儿出血性疾病）。然而，在医院外出生和/或没有完善系统可确保每个新生儿接受维生素K时，这种情况仍然发生。用维生素 K 治疗，静脉注射 1～5mg。如果出血严重或危及生命，则需要进行血浆输注。母亲服用苯巴比妥或苯妥英或某些拮抗类药物的婴儿在新生儿后期有风险，这些婴儿的出血可以通过在出生后的前 2 周每天口服维生素 K 来预防。

当无法获得凝血因子浓缩物时，已知或疑似血友病 A 或 B 患儿的治疗

理想情况下，所有血友病 A 或 B 的患者都应获得重组或血浆来源的、病毒灭活凝血因子浓缩物。如果没有这些药物，用血浆成分治疗活动性出血仍然是有效的。新鲜冰冻血浆（FFP，于采集 8h 内进行冷冻的血浆）和采集 24h 内进行冷冻的血浆（FP24）均含有凝血因子 Ⅷ 和 Ⅸ，浓度约为 1IU/mL。冷沉淀凝血因子没有凝血因子 Ⅸ，但每个单位应至少包含 80IU 的凝血因子 Ⅷ。如果患者患有血友病 B 或疑似但未确诊的血友病，则应给予血浆。如果确诊为血友病 A，如有可能，冷沉淀凝血因子优于血浆。所给予的量应根据出血类型的推荐凝血因子的单位数量来计算，然后给予患者能耐受的最大量 / 体积。

血浆输注的操作注意事项

FFP 和 FP24 是可以互换的。理想的 FFP/FP24 成分血应该与受血者具有相同的 ABO 血型。允许的血型替换情况见表 7.8。Rh 血型不需要匹配。

使用与红细胞输注相同的转移袋，解冻分装后的部分血浆是可以输注的。如果在非无菌条件下分装，那分装物和原血浆成分血都必须在开封后的 24h 内完成输注。如果在无菌条件下制备，必须遵守当地在 2～6℃ 条件下储存的允许时限规定。

如果患者能耐受该容量，则应给予 20mL/kg 的剂量。必须使用具有 170～260μm 过滤器的标准血液处理装置。只有生理盐水与 FFP/FP24 兼容，但不推荐联合输注。

冷沉淀凝血因子输注的操作注意事项

ABO 血型和 Rh 血型不需要匹配。

对于新生儿和幼龄儿童，剂量为每 10kg 体重 1～2 单位；对于大龄儿童和青少年，通常剂量为每 10kg 体重 1 单位。

只有生理盐水与冷沉淀凝血因子相容。必要时，可用生理盐水稀释已解冻的冷沉淀凝血因子。当需要输注超过 1 单位时，通常会制备一个多人份合并的冷沉淀凝血因子（表 7.8）。解冻后，必须遵守当地在 2～6℃ 条件下储存的允许时限规定。输注必须使用带有 170～260μm 过滤器的标准血液装置。

参考文献

1. Ohls R. Red blood cell transfusions in the newborn. Up-to-date [online] (https://www.uptodate.com/contents/red-blood-cell-transfusions-in-the-newborn?search=neonatal%20transfusion&source=search_result&selectedTitle=1~150&usage_type=default&display_rank=1), accessed 31 January 2019).

2. New HV, Berryman J, Bolton-Maggs PHB, Cantwell C, Chalmers EA, Davies T et al. Guidelines for transfusion of fetuses, neonates and older children. Br J Haematol. 2016;175:784–828.

3. American Academy of Pediatrics Clinical Practice Guideline: Management of hyperbilirubinemia in the newborn infant 35 or more weeks of gestation (https://pediatrics.aappublications.org/content/114/1/297, accessed 31 January 2019).

4. Exchange transfusion guideline for neonates. Barnstaple: Northern Devon Healthcare, NHS Trust; 2018 (https://www.northdevonhealth.nhs.uk/wp-content/uploads/2018/10/Exchange-Transfusion-Guideline-for-Neonates.pdf, accessed 31 January 2019).

5. Haemoglobin concentrations for the diagnosis of anaemia and assessment of severity. Geneva: World Health Organization; 2011 (https://www.who.int/vmnis/indicators/haemoglobin/en/, accessed 10 December 2018).

6. Kasselbaum NJ, Jasrasria R, Naghavi M, Wulf SK, Johns N, Lozano R et al. A systematic analysis of global anemia burden from 1990 to 2010. Blood. 2014;123:615–24.

7. Cheema B, Molyneux EM, Emmanuel JC, M'baya B, Esan M, Kamwendo H et al. Development and evaluation of a new paediatric protocol for Africa. Transf Med 2010;20:140–51.

8. Kiguli S, Maitland K, George EC, Olupot-Olupot P, Opoka RO, Engoru C, et al. Anaemia and blood transfusion in African children presenting to hospital with severe febrile illness. BMC Med. 2015;13:21.

9. The clinical use of blood. Geneva: World Health Organization Blood Transfusion Safety; undated (https://www.who.int/bloodsafety/clinical_use/en/Handbook_EN.pdf, accessed 31 January 2019).

10. Hospital care for children, second edition. Geneva: World Health Organization; 2013 (https://apps.who.int/iris/bitstream/handle/10665/81170/9789241548373_eng.pdf;jsessionid=FF067960883C6566F16CF863965A743F?sequence=1, accessed 31 January 2019).

11. Valentine SL, Bemba MM, Muszynski JA, Cholette JM, Doctor A, Spinella PC et al. Consensus recommendations for RBC transfusion practice in critically ill children from the Paediatric Critical Care and Anemia Expertise Initiative. Pediatr Crit Care Med J. 2018;18:884–98.

12. Evidence-based management of sickle cell disease: Expert Panel Report. Bethesda (MD): National Heart, Lung and Blood Institute; 2014 (https://www.nhlbi.nih.gov/health-topics/evidence-based-management-sickle-cell-disease accessed 31 January 2019).

13. Davis BA, Allard S, Qureshi A, Porter JB, Pancham S, Win N et al. Guidelines on red cell transfusions in sickle cell disease. Part II: Indications for transfusion. Br J Haematol. 2017;176:179-191.

14. Davis BA, Allard S, Qureshi A, Porter JB, Pancham S, Win N et al. Guidelines on red cell transfusions in sickle cell disease. Part I: Principles and laboratory aspects. Br J Haematol. 2017;176:192–209.

15. Aneke J, Barth D, Ward R, Pendergrast J, Cserti-Gazdewich C. The rationale for abandoning sickle cell trait screening of red cell units for patients with sickle cell disease. Transf Med 2019; 29:466-467.

16. Guidelines for the management of transfusion dependent thalassaemia, 3rd edition. Nicosia: Thalassaemia International Federation; 2014 (https://thalassaemia.org.cy/publications/tif-publications/guidelines-for-the-management-of-transfusion-dependent-thalassaemia-3rd-edition-2014/, accessed 31 January 2019).

17. Cohn CS, Shaz BH. Warming up to cold platelets. Anesthesiology 2020; 133;1161-1162.

18. Fergusson D, Hebert P, Hogan DL et al. Effect of fresh red blood cell transfusions on clinical outcomes in premature, very low-birth-weight infants. JAMA. 2012; 308: 1443–51.

19. Spinella PC, Tucci M, Fergusson DA, Lacroix J, Hébert PC et al. Effect of Fresh vs Standard-issue Red Blood Cell Transfusions on Multiple Organ Dysfunction Syndrome in Critically Ill Pediatric Patients: A Randomized Clinical Trial. JAMA 2019; 322:2179-2190.

20. Curley A, Stanworth SJ, Willoughby K et al. Randomized trial of platelet-transfusion thresholds in neonates. N Engl J Med. 2019; 380: 242–51.

21. Estcourt LJ, Birchell J, Allard S. Guidelines for use of platelet transfusions. Br J Haematol. 2017; 176: 365–94.

22. Keir AK, Stanworth SJ. Neonatal plasma transfusions: an evidence-based review. Transfus Med Rev. 2016: 30: 174–82.

8

第8章
外科和麻醉

要点

1. 外科手术患者受益于患者的血液管理（PBM）方法，以提高血液的利用。PBM 是一种基于证据的、多学科的方法来优化可能需要输血的患者的护理。

2. 外科患者 PBM 计划的要素包括：
   - 在治疗开始前对贫血和出血风险的管理。
   - 术中血液恢复、止血药物、血液保护外科技术和循证输血指南。
   - 重症监护病房（ICU）和术后策略，以减少输血的需要。
   - 对卫生保健提供者的教育。

3. 术前贫血很常见。在择期手术前识别和治疗它是 PBM 的基础之一。

4. 鼓励稳定型贫血患者接受 1 单位红细胞（RBC）输注是减少过度用血的有效方法。一个明智的选择是"1 单位就够了，何必 2 单位！"此号召可以大大降低整体血液使用量。

5. 通过实施 PBM，实现了围手术期的血液保护，这降低了不必要输血的风险和成本，并节约了血液——一种稀缺和有价值的资源。

8.1 引言

输血可以挽救生命,但也与风险和并发症相关[1]。专业协会和医疗机构越来越关注输血实践中的巨大差异和血液的过度使用,这加剧了对于更恰当的血液使用方式的需求[2-3]。此外,由于血液经常短缺且成本高昂,减少输血的需求对提升患者护理有重要价值。在过去的 10 年里,患者的血液管理(PBM)已经发展成为一个重要的和有价值的工具来优化血液利用。PBM 通常被描述为:以正确的理由,以正确的剂量,将正确的产品提供给正确的患者。PBM 是一种基于证据的多学科方法,以优化可能需要输血的患者的治疗。框 8.1 总结了一个加强 PBM 方案的要素。

框 8.1 实施患者血液管理计划的方法

1. 获得卫生系统领导层的支持(商业计划)。
2. 组建多学科的利益团队。
3. 教育工作人员(重点是支持限制性输血的随机对照试验)。
4. 确保全医院都在采用输血指南。
5. 进行输血指南合规性审核,并向提供者进行反馈(报告)。
6. 考虑提高血液利用的方法:
   - 提倡循证输血。
   - "为什么 1 单位已足够却给 2 单位红细胞"明智的选择 ® 运动
   - 术前贫血管理。
   - 抗纤溶剂(如氨基己酸、氨甲环酸)。
   - 术中可使用自体输血(细胞保存器 ®)。
   - 麻醉管理(自体正常血容量血液稀释、控制低血压、正常体温)。
   - 手术方法(新的烧灼方法、局部止血和密封剂)。
   - 减少静脉切开术的出血量(更小的通路,消除不必要的检测)。
   - 即时检测(针对快速周转时间)。

虽然 PBM 同时适用于内科和外科患者,但本章主要描述如何将 PBM 概念用于麻醉和手术,以改善手术患者的围手术期护理。

学习效果

在学习了这一章之后,读者应该能够:
- 了解术前如何识别和处理贫血和出血的风险。
- 了解减少术中出血的方法。
- 了解如何:
  - 实行循证液体和血液管理。
  - 使用患者自身(自体)血液来减少异体输血的需要。
  - 优化术后护理,提高血液利用率。

8.2 患者的选择与准备:术前贫血的检测和纠正

术前贫血——诊断和治疗

PBM 的一个重要和特别具有挑战性的方面是术前贫血的及时诊断和治疗。治疗对于正在接受择期手术的患者尤其重要，因为将这些未经治疗的贫血患者带到手术室意味着护理质量不佳。贫血已被证明是围手术期发病率和死亡率增加的一个独立的预测因子。因此，它应被认为是一个可调整的危险因素，只要条件允许，就应该推迟手术，以便对贫血进行诊断和有效治疗。

首先，确定贫血的原因是很重要的。单纯性铁缺乏症可以用口服或静脉注射铁来治疗。由于显著的胃肠道副作用，患者对口服铁剂治疗的依从性可能存在问题。此外，由于口服铁吸收不良且缓慢，该领域的许多专家提倡静脉注射铁治疗，以便更快地解决贫血问题。较新的化合物可以用 1～2 个高剂量来完全补充铁。与高分子量右旋糖酐铁等较旧的铁化合物相比，它们的不良反应发生率也较低。对于特定的患者，促红细胞生成剂（ESA）可用于治疗术前贫血。关于使用 ESA 的两个问题是成本，以及血栓形成事件和促进肿瘤生长的明显风险。使用药物治疗，如低分子量肝素预防静脉血栓形成，可降低术后患者血栓形成的风险。然而，对于有血栓形成、缺血性卒中、未受控的高血压、癫痫发作或癌症病史的患者，应谨慎使用 ESA。考虑到这一点，在开 ESA 处方时必须仔细考虑风险 - 效益比。

术前诊断和治疗贫血最具挑战性的方面之一是术前有足够的时间来实现这些目标。通常，术前实验室检查只在术前几天进行，几乎很难给医生充分时间来为患者提供最佳治疗。尽管对于非完全意义的紧急手术来说选择有限，但对于真正的选择性病例，理想情况下，术前实验室检查应该在手术日期前 4 周或更长时间进行。这为适当的诊断和贫血的治疗提供了足够的时间[4]。此外，在适当的时候，医疗提供者应排除贫血的其他医学原因，例如，当发现缺铁性贫血时，应检查是否存在胃肠道恶性肿瘤。大多数患者对 3～4 周内静脉注射铁的反应良好，但当 ESA 与铁一起给予时，效果会更显著和迅速。

大量用血申请表

大量用血申请表（MSBOS）的概念首次在 20 世纪 70 年代中期提出，以防止术前过量订购血液。其主要问题在于，许多医疗机构的 MSBOS 已过时，这些表格是基于共识意见，而不是基于具体外科手术的实际血液使用数据。作者使用一种包含 3 个变量的算法——接受输血的患者百分比、平均预估失血量和每个患者的输血单位平均数——用于制订适合特定医疗机构的 MSBOS[5]。这份实际的指导文件包含了 135 种外科手术类型，以及每种手术建议的血液订购量（图 8.1，来自约翰斯·霍普金斯医院的用血数据）。

基于数据驱动的 MSBOS 不仅改善了预订血液的过程，而且还可以通过减少不必要的血液预订来降低成本[6]。通过使用准确的 MSBOS，可以降低交叉配血与输血的比率，这是衡量血液订购效率的一个经典指标。对于那些很少或不需要输血的手术，无须进行术前血液订购。如果出现意外出血，应急计划是使用未交叉配血的 O 型血液，这种做法比许多临床医生认为的要安全得多[7]。

拥有一个准确的、最新的 MSBOS 还有其他好处，比如避免了过度订购术前交叉配血和预留红细胞单位，从而减少了潜在的过期和浪费。在另一个极端，在真正需要准备血液的情况下，血液单位更可能在需要时准备就绪。

优化凝血

在减少术中失血量和不必要的输血的一个重要方面是在术前优化凝血功能。例如，维生素 K 拮抗剂（如华法林）通常需要在术前 3～5d 停用，以使凝血功能恢复正常。如果手术可以推迟 6h 或更多时间，可以给予维生素 K（0.5mg 静脉注射），否则可以给予血浆（高达 15mL/kg）以纠正国际标准化比率（INR）至 <2.0。另外，如可能，应及时停用 P2Y12 抑制剂（例如氯吡格雷），以便其效果在择期手术前消退。通常，心脏手术患者需要在手术前 2～5d 停药，以使凝血功能恢复正常。阿司匹林和其他非甾体抗炎药（NSAID）对凝血的影响较小，对于大多数手术不必停止。然而，对于脑、脊柱或眼部手术，如果在封闭的解剖空间出血可能是有害的，这些药物应该停用（即阿司匹林术前 7d 和其他药物术前 24h）。至于皮下注射肝素，如果是每日 2 次剂量，无须停用；但若是每日 3 次剂量，则可能引起更严重的凝血功能低下。

图 8.1　来自约翰斯·霍普金斯医院的大量用血时间表(MSBOS)[5]

心脏手术	推荐
心脏或肺移植	T/C 4U
微创瓣膜	T/C 4U
胸骨伤口开修复术	T/C 4U
冠状动脉旁路移植术	T/C 4U
开放心脏手术	T/C 4U
辅助装置	T/C 4U
心脏/主要血管	T/C 4U
开放心室	T/C 4U
冠状动脉旁路移植术	T/C 2U
心脏伤口手术	T/C 2U
经皮心脏	T/C 2U
心包膜	T/C 2U
铅提取	T/C 2U
自动心脏内除颤器/起搏器放置	T/S

普通外科学	推荐
急性胰腺炎切除术	T/C 2U
腹内胃肠道	T/C 2U
鞭状瘤或胰腺	T/C 2U
肝切除术	T/C 2U
腹膜后	T/C 2U
胸骨下	T/C 2U
骨髓采集	T/S
腹侧疝/切口	T/S
腹腹沟脐疝	无需样本
阑尾切除术	无需样本
腹部、胸部、软组织	无需样本
大腿部或开放性胆囊切除术	无需样本
甲状腺/甲状旁腺	无需样本
除无乳房外，任何一个乳房	无需样本

妇外科	推荐
子宫开度	T/C 2U
开放性盆腔	T/C 2U
子宫/卵巢	T/S
全阴道子宫全切术	T/S
机器人辅助膀胱切除术	T/S
膀胱镜检查	无需样本
前阴	无需样本
子宫颈	无需样本
子宫镜检查	无需样本
超筋膜伤口	无需样本

神经外科	推荐
胸、腰、骶融合	T/C 4U
脊柱肿瘤	T/C 2U
颈椎后融合术	T/C 2U
脊柱切开引流	T/C 2U
颅内肿瘤动脉瘤	T/C 2U
椎板切除术	T/S
脊柱硬件切除/活检	T/S
颈前路椎间盘切除融合术	T/S
颅外的	无需样本
神经手术	无需样本
脑脊液分流术	无需样本

矫形外科	推荐
胸、腰、骶融合	T/C 4U
骨盆骨科	T/C 4U
开放式髋关节	T/C 2U
股骨开口	T/C 2U
膝盖以下截肢	T/C 2U
肱骨开口	T/S
筋膜切开术	T/S
肩关节切开引流	T/S
胫腓骨	T/S
全膝关节置换术	T/S
肩胛打开	T/S
膝关节张开	T/S
大腿软组织	无需样本
矫形器外固定	无需样本
周围神经肌腱	无需样本
下肢切开与引流	无需样本
手整形外科	无需样本
上肢关节镜检查	无需样本
上肢开放性	无需样本
足部	无需样本
髋关节闭合/经皮	无需样本
下肢关节镜检查	无需样本
肩部闭合	无需样本
胫骨/腓骨闭合	无需样本

耳鼻喉科手术	推荐
喉头切除术	T/C 2U
面部重建	T/C 2U
颅骨手术	T/C 2U
根治性颈部解剖	T/C 2U
颈动脉体化学感受器瘤	T/C 2U
下颌手术	T/S
颈淋巴结清除术	T/S
乳突切除术	无需样本
腮腺切除术	无需样本
面部塑料	无需样本
口腔外科学	无需样本
窦手术	无需样本
甲状腺/甲状旁腺切除术	无需样本
悬吊喉镜检查	无需样本
支气管镜检查法	无需样本
耳蜗植入物	无需样本
食管胃分离	无需样本
耳郭	无需样本
内耳	无需样本
扁桃体切除术	无需样本
鼓室乳突	无需样本

胸外科	推荐
食管开放	T/C 2U
胸骨手术	T/C 2U
胸壁	T/C 2U
胸廓切开术	T/C 2U
胎膜修复术	T/C 2U
电视辅助胸腔镜手术	T/S
纵隔内镜检查术	T/S
食道、胃、十二指肠镜检查	无需样本
中心静脉通路	无需样本

泌尿学	推荐
膀胱前列腺切除术	T/C 2U
泌尿外科开放	T/C 2U
肾切除术	T/C 2U
肾上腺唇	T/S
神经肌肉相对不应期	T/S
机器人神经肌肉相对不应期/肾/肾上腺	T/S
经皮肾镜取石术	无需样本
前阴	无需样本
经尿道前列腺切除术	无需样本
囊尿道	无需样本
经尿道膀胱肿瘤切除	无需样本

血管/移植手术	推荐
肝脏移植	T/C 15U
胸腹主动脉	T/C 15U
肝大切除术	T/C 4U
大血管	T/C 4U
膝盖脉管探查术	T/C 4U
肾胰腺移植	T/C 2U
主要血管	T/C 2U
膝盖以下截肢	T/C 2U
肾切除术/肾移植	T/C 2U
器官切取	T/C 2U
外周血管	T/C 2U
血管伤口皮内注射	T/C 2U
颈动脉血管	T/S
动静脉瘘	T/S
周围血管内	无需样本
血管造影	无需样本
外周伤口皮内注射	无需样本
第一根肋骨切除术/胸廓出口	无需样本
超级筋膜或皮肤	无需样本
血管性足部截肢	无需样本
中心静脉通路	无需样本

如果您正在寻找的操作不在此列表中，则选择与该操作最相似的

所有病例均可用紧急血液发放，并有1/1 000例发生轻微输血反应的风险

列表指定了 135 种不同手术类型的术前推荐血液用量。

T/C，血型和交叉配型；T/S，血型和抗体筛查；U，单位。

资料来源：经许可复制自 Frank et al. Anesthesiology, 2013[5]。

预存式自体输血

历史上，预存式自体输血（PAD）常被用于避免使用异体血液。然而，在过去的 10 年中，术前自体采血量一直在减少。2015 年，美国仅收集了 25 000 单位，约占异体红细胞 / 全血收集总数的 0.2%，比 2013 年收集的单位数少 60%。导致这一下降的主要因素包括：血液供应的安全性和公众信心的增加，术中血液保护技术的采用，PAD 血液的高度浪费（>45% 被丢弃），以及捐献后患者术前贫血的风险增加。与生产和处理有关的错误、血液到达指定医院的延迟以及购置费用的增加也导致了 PAD 的减少。此外，患者可能还会因捐献而失去工作时间，导致额外成本。

尽管有这些关于效果的担忧，但对于那些有罕见血型或多种红细胞异体抗体的患者，PAD 仍是一个合理的选择。在这些情况下，在尝试 PAD 之前，提前规划和患者评估是至关重要的。为减轻 PAD 引起的贫血，避免异体输血，应重点关注如下：

- 确保最后一次捐献与计划手术之间有 3～4 周的时间间隔。
- 只收集最少量的血液。
- 以及在献血前开始铁补充疗法，或者同时使用红细胞生成素（ESA）。

8.3 减少手术失血的技术

微创手术

在过去的 20 年里，新的手术方式开始引入，包括腹腔镜技术，这大大减少了血液的使用。例如，在约翰斯·霍普金斯医院，800 名接受腹腔镜 / 前列腺机器人切除术的患者中只有 1 名接受了术中输血，然而，传统的开放式前列腺切除术中绝大多数患者都需要输血[5]。腹腔镜和机器人子宫切除术以及机器人子宫肌瘤切除术也出现了类似的情况。起初，机器人和其他微创手术被认为能够减轻患者疼痛感和缩短住院时间，促进患者更快地恢复至工作岗位。然而，这些术式还有一个显著的好处，就是大大减少了血液输注的需求。

维持正常体温，控制性降压，避免血液过度稀释

另一种减少输血的策略是减少术中失血。减少术中失血始于精细的手术技术，但也提出了一些其他减少术中出血的策略（表 8.1）。简单地通过对静脉输液进行加热和直接对患者进行加热处理（比如使用强制热风加热设备），可以维持患者的正常体温，从而帮助减少术中的出血。即使是轻度低温（35℃）也会通过抑制血小板功能和凝血级联反应而使出血增加约 20%。

另一种减少术中失血的简单方法是控制性降压，这在骨科和脊柱术中很有效。随着麻醉深度的增加或强效血管扩张剂的给药，患者血压将处于可控制性低血压，同时保持重要器官的灌注，且平均动脉血压需高于自身可调节阈值。

避免过量的晶体液输注对于减少术中失血也很有帮助，因为过量的晶体液会导致血液稀释血红蛋白水平降低。我们可以通过给予胶体溶液以扩充血容量（如白蛋白）或低剂量血管收缩剂（如苯肾上腺素）来处理因麻醉引起的低血压。

局部止血剂、医用止血密封剂和其他减少术中出血的方法

局部止血剂（如纤维蛋白原、凝血酶、明胶、胶原蛋白和骨蜡）已被证明在某些情况下有助于止血。一些含有适当比例的明胶和凝血酶商品化产品，可以优化止血效果。较新的灼烧技术，如盐水灌注的

双极电灼术或 Harmonic 超声刀,在切割血管时灼烧血管,可有效减少术中出血。有证据表明轴索麻醉(脊髓或硬膜外)很可能是通过降低静脉或动脉血压,减少约 20% 的术中出血。

抗纤溶药物

抗纤维蛋白溶解药物如氨甲环酸或氨基己酸虽然早在大约 50 年前就被引入,但仅仅是在近 10 年中,它们才开始作为减少围手术期失血和输血需求的手段被广泛认可。特别是氨甲环酸,被称为"改变游戏规则的药物",并迅速成为某些手术的标准治疗手段,即使使用这些药物来减少手术出血在药物标签上并未明确指明。多项研究表明,它们的使用减少了与脊柱手术、髋关节和膝关节成置换术以及心脏手术相关的出血、输血和成本支出。总的来说,这些研究表明,与安慰剂相比,氨甲环酸减少了约 30% 的失血量和输血需求。其作用原理是通过抑制纤维蛋白溶解,稳定已经形成的凝块。在 3 个最大的临床试验中,与安慰剂对照组相比,这些药物的使用并没有使深静脉血栓形成事件的风险增加。

两项各有 20 000 例患者的研究,一项是出血性创伤患者(CRASH-2 研究)[8],另一项是产后出血的患者(WOMAN 研究)[9],研究表明在出血发生后 3h 内给予氨甲环酸可降低死亡率。然而,在出血发生 3h 后给予该药物并未显示给患者带来任何益处。CRASH-2 研究显示,总死亡率降低 9%,出血死亡率降低 15%。在 WOMAN 试验中,总死亡率降低 19%,出血死亡率降低 31%。关于该药物的使用剂量,对于接受全关节手术的成年患者推荐单次 1g 负荷剂量,该剂量也用于上述两项研究。而对于较长时间的外科手术,例如较大的脊柱手术病例,该负荷剂量通常建议连续输注,但理想剂量尚未确定。最近的研究结果表明,按 $3\sim5mg/(kg \cdot h)$ 剂量可提供稳态和有效的治疗水平。系统性全身应用氨甲环酸的禁忌证包括患有不受控制的癫痫发作或当前有活动性血栓形成,但仅仅有这些病症的病史,并不被视为使用氨甲环酸的禁忌。

床旁检验

当实验室检测结果周转时间很长时,在等待期间,临床医生可能会决定给患者输血,而不是等待检验结果。血红蛋白和一些凝血功能检验可以在床旁用一滴血完成,在这种情况下,医生可以更快、更容易地得到实验结果,并且可以基于快速周转时间避免不必要的输血。毫无疑问,床旁检验是 PBM 计划的重要组成部分,可以减少不必要的输血。

8.4 补液和输血

扩容剂

在住院患者中,静脉输液过多引起的稀释性贫血很常见,可能导致不必要的输血。在这种情况下,尽管总的红细胞数量可能处于正常水平,但血红蛋白的浓度却会偏低。为了避免这种情况,许多中心减少了手术患者的晶体液输注,另一些中心则用胶体液代替。淀粉溶液或是美国更常用的白蛋白,已成为临床上很受欢迎的扩容剂。使用胶体时仍会发生血液稀释,但可能程度较低,因为治疗低血容量症所需的胶体溶液往往也是较少的。有关晶体液和胶体液治疗的临床效果是否存在差异仍然存在争论;然而,与淀粉溶液相比,使用白蛋白给身体带来损害(例如肾功能不全)的证据更少。

输血指南

患者对贫血的反应因人而异,这主要取决于维持向组织输送足够氧气的能力。患者对贫血的耐受性取决于患者的血容量状态、生理储备(包括心、肺和肾功能)以及贫血的动态变化。由慢性肾功能衰竭、慢性胃肠道出血或月经过多而导致慢性贫血的患者通常通过增加心输出量、心率或每搏输出量来生理性适应较低的血红蛋白水平。然而，手术出血或创伤导致的快速失血通常会导致血流动力学不稳定、休克和其他症状，需要快速地保证患者有足够的血容量。因此，慢性贫血患者通常比急性贫血患者耐受性更好。

　　如前所述，根据表 8.1 中的研究所示，存在强有力的证据支持采用低于传统使用的血红蛋白阈值（7～8g/dL 替代 10g/dL）的限制性输血策略。然而，在活动性出血或持续性心脏或脑缺血患者中缺乏足够证据应用此限制性输血阈值。更重要的是，血红蛋白水平不应该作为输血的唯一决定因素，输血决策应个体化，不仅基于血红蛋白水平，还应基于患者的贫血临床症状、体征以及对贫血的耐受程度[10]。总之，我们应该综合考虑患者的所有临床信息，而不仅仅是依靠他们的实验室数据。

　　表 8.1 概述了用于实施和支持 PBM 计划的一般方法。显而易见，教育是任何质量改进工作中最重要的环节。但是即便是受过良好教育的临床医生，他们也不太可能完全了解所有已发表的大型随机试验。这些试验普遍支持一种限制性红细胞输血策略，即采用比传统更低的血红蛋白阈值（表 8.1）。

表 8.1　关于红细胞输注阈值的大型前瞻性随机试验

临床试验（参与人数）	患者人群	限制性策略（Hb 启动值）	传统策略（Hb 启动值）	输注的单位 RBC 减少率	主要结局			
					事件	限制性策略（发生率）	传统策略（发生率）	P 值
Hebert 等（1999）[11]（n=838）	危重症（成人）	7～8.5g/dL	10～10.7g/dL	54%	30d 死亡率	18.7%	23.3%	0.11
Hajjar 等（2010）[12]（n=502）	心脏手术（成人）	8～9.1g/dL	10～10.5g/dL	58%	复合终点	11%	10%	0.85
					30d 死亡率	6%	5%	0.93
					心源性休克	9%	6%	0.42
					ARDS	2%	1%	0.99
					需要透析的急性肾损伤	4%	5%	0.99
Carson 等（2011）[13]（n=2016）	股骨骨折（老人）	8～9.5g/dL	10～11.0g/dL	65%	复合终点	34.7%	35.2%	NS
					60d 死亡率	28.1%	27.6%	NS
					60d 无法行走	6.6%	7.6%	NS
Villanueva 等（2013）[14]（n=921）	胃肠道出血（成人）	7～9.2g/dL	9～10.1g/dL	59%	45d 全因死亡率	5%	9%	0.02
Holst 等（2014）[15]（n=998）	感染性休克（成人）	7～7.5g/dL	9～9.5g/dL	50%	90d 全因死亡率	43.0%	45.0%	0.44
Robertson 等（2014）[16]（n=200）	创伤性脑损伤（成人）	7～9.7g/dL	9.5～11.4g/dL	74%	昏迷结局量表评分（有利）	42.5%	33%	0.28
Lacroix 等（2007）[17]（n=637）	危重症（儿科）	7～8.7g/dL	9.5～10.8g/dL	44%	多器官功能障碍评分（MODS）	12%	12%	NS
Murphy 等（2015）[18]（n=2007）	心脏手术（成人）	7.5～9g/dL	9～10g/dL	40%	90d 时严重感染或缺血事件	35.1%	33.0%	0.33
Mazer 等（2017）[19]（n=5 243）	心脏手术（成人）	7.5～9g/dL	9.5～10g/dL	33%	第 28d 死亡、MI、卒中或肾衰竭（透析）	11.4%	12.5%	NS

ARDS，急性呼吸窘迫综合征；Hb，血红蛋白；MODS，多器官功能障碍综合征；MI，心肌梗死；NS，不显著；RBC，红细胞。

1单位红细胞输注

传统上，医生通常被鼓励申请2单位的红细胞输注，这一做法起源于几十年前，当时1单位输血受到广泛批评。但实际上，1单位的血液对血红蛋白和血细胞比容的影响因人而异，这取决于患者的总血容量和液体的变化。通常输注1单位的红细胞就足以缓解症状。2014年，AABB协会发起了一项明智运动，首要目标是"除非绝对必要，否则不要输血过多"[20]。包括建议对非出血住院患者输注1单位红细胞后，若再给予额外单位输注前应进行临床重新评估。实施1单位红细胞输血政策影响可能是显著的，并且可能比监测血红蛋白阈值对减少血液的总体使用产生更深远的影响。

约翰斯•霍普金斯健康系统发起了一项名为"1单位就够了，何必2单位！"的活动，导致2单位红细胞输血申请减少50%，红细胞使用量总体下降20%[21]。在医院通讯中展示定制的宣传信息成为鼓励1单位红细胞输血订单的一个有效方法（图8.2）。

图8.2　用于"1单位就够了，何必2单位！"活动的图片，旨在强调血流动力学稳定、无出血患者进行1单位红细胞输注的重要性

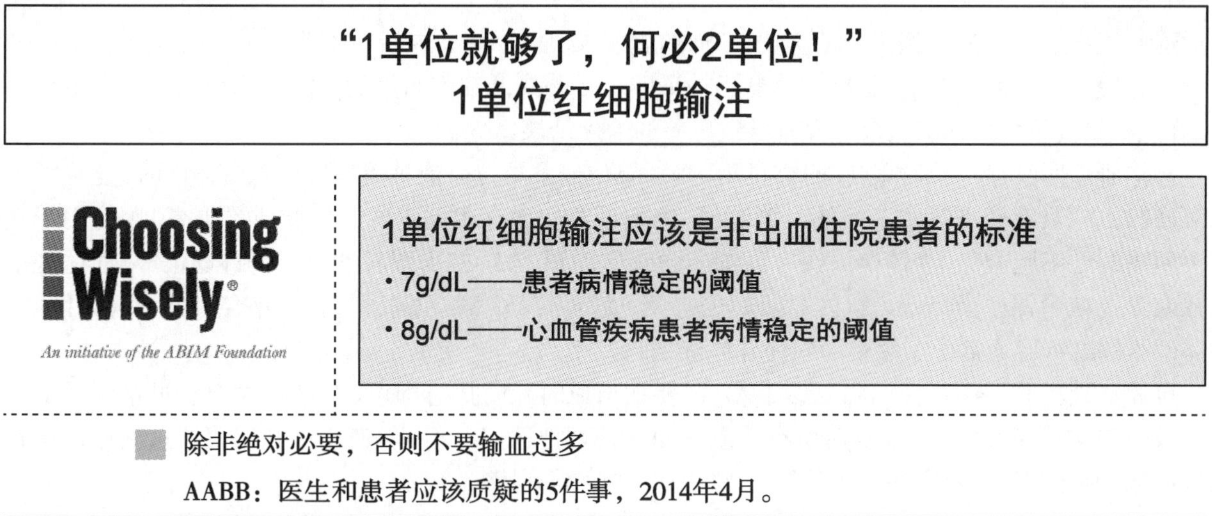

"1单位就够了，何必2单位！"
1单位红细胞输注

Choosing Wisely®
An initiative of the ABIM Foundation

1单位红细胞输注应该是非出血住院患者的标准
- 7g/dL——患者病情稳定的阈值
- 8g/dL——心血管疾病患者病情稳定的阈值

除非绝对必要，否则不要输血过多
AABB：医生和患者应该质疑的5件事，2014年4月。

资料来源：这张图片发表在新闻通讯中，并在整个健康系统中展示，这一信息得到了AABB Choosing Wisely guidelines 的支持[20]。

8.5　自身输血、急性等容性血液稀释和细胞回收

急性等容性血液稀释

急性等容性血液稀释是一种涉及自身静脉采集的技术（将采集到的血液收集到含抗凝剂的血袋中），通常是在手术开始前采集1～4单位自身血液后，输注一定量的晶体液或胶体液维持正常血容量，使血液稀释。由于这一过程会造成术中贫血，但血液被稀释，流出的血液中含有较少的红细胞，当手术接近完毕时，将提前采集的血液回输给患者。虽然这种方法似乎可以有效减少输血需求，但需要满足以下3个条件方可执行：

- 术前血细胞比容必须足够高，以使患者能够耐受静脉采集和血液稀释。
- 手术期间的失血量必须足够大才能受益。
- 采血量必须足够大才能产生效果。

由于这3个条件很难同时满足，使得该项技术是否可靠地减少异体血输注尚存在争议。不过该项

技术对患者最大的获益很可能是回输的全血中含有新鲜的凝血因子和血小板,这可能在心脏手术等重大手术中有潜在的用途,其中采集的血液不需要冷藏,并且还可能有助于减少心肺旁路机制对血小板的损伤。

自体血液回收(细胞回收器)

虽然并非所有医院都提供这项服务,但术中自体血液回收是最早的血液保护方法之一,始于 20 世纪 70 年代末[22]。用一个专用器具来收集和清洗术中流出的血液,而"细胞回收器"则是在艾滋病暴发前不久被引入,这种血液保存方法在 20 世纪 80 年代变得非常流行,当时患者强烈倾向于使用自己的血液而不是同种异体的血液,主要是为了避免输血传播疾病的感染。在此过程中,术中流失的血液会在一个锥形或圆柱形的离心装置中被清洗和浓缩,然后立即输回患者体内。所得到的产品血细胞比容与血库中的红细胞相似,但不含血浆和血小板。如果给予大量的回收血液(约 5 单位或以上),患者可能会开始出现血液稀释导致的凝血障碍。尽管如此,对于血管、移植、整形外科和心脏手术,自体血回收已成为许多国家血液保护的标准治疗方式。

血液回收的一个主要局限在于,需要一个特定的区域来有效地收集手术中流出的血液。此外,还有对这些流出血液可能受到污染的担忧,例如在感染或肿瘤术中,或者在剖腹产期间可能与羊水混合的情况。但是,使用清洗和白细胞过滤器已被证明可显著降低细胞污染的风险。当前的研究文献也表明,在这些情况下使用回收血液并没有导致更差的治疗结果。

自体血液回收有一系列优点,研究显示,当一单位或多单位血液被重新输回患者体内时,这种术中血液回收方式具有经济效益。此外,回收的红细胞可能比库存中储存的红细胞质量更高,因为用于立即再回输的红细胞避免了"储存损伤",红细胞膜变形性和 2,3-二磷酸甘油酸水平接近正常,而这些指标在储存血液中往往会降低。自体血回输也避免了病毒传播感染和同种异体血液免疫的风险。因此,自体回收的红细胞通常优于储存的同种异体红细胞。

自体血液回收可用于择期和急诊手术,只要在出血时及时执行即可,当然还需要经过培训的工作人员及适当的设备和耗材,以及对所有质量方面的密切把控,以此确保使用细胞回收器正确地采集和回输血液,临床督导审核程序还应包括对回收血液的适当利用。

8.6　术后护理

术后血液回收

术后血液回收通常包括从手术引流管或伤口处收集血液并再回输给患者,需要收集和处理足够量的血液方显有效,因此主要用于出血量比较大的手术(≥500mL):如创伤、心脏和复杂的骨科手术。术后回收的血液按处理方式分为洗涤式和非洗涤式。非洗涤式指收集流出的血液在专用装置中过滤,直到收集足够量的血液时,将其转移到输血袋中进行再输注。而对于洗涤式,一旦收集到足够的血液,则对其进行洗涤处理,然后转移到输血袋中进行再输注。在过去,非洗涤式血液回输是关节置换手术中主要的一项血液保护技术。然而,随着抗纤溶药物的使用增加,手术出血量减少,术后血液回收相应减少。此外,回输未经洗涤的血液不太受欢迎,因为它仅有大约 20%~30% 的血细胞比容,此外还含有活化的凝血因子、补体、炎症介质、细胞因子和脂肪颗粒,而这些都会增加患者发热反应的风险。

减少医源性失血

众所周知,由于实验室检查,患者容易发生医源性失血,尤其是在 ICU,需要更频繁的实验室检查。

此外，当存在动脉和中心静脉导管时更容易获得血液，这使得 ICU 患者每天损失约 1% 或更多的循环血量用于实验室检测。当清除管路以抽取未稀释的样本时，大约有一半的血液会流失，剩余的血液才送往实验室检测。图 8.3 显示了来自约翰斯·霍普金斯医院的 5 种不同成人 ICU 实验检测中 ICU 患者每天平均失血量的未公开发表数据。建议使用较小的静脉采集管和在线设备回收原本会被浪费的血液（以无菌方式），这将有助于减少血液丢失。例如，神经重症监护室通过使用在线回输设备将血液损失减少了一半（图 8.3）。摒弃一些不必要的实验室检查也是非常重要的。在一些心脏手术患者中，因在 ICU 停留时间较长，仅由医源性静脉采集导致的血液丢失可能多达 1～2 单位。

图 8.3　约翰斯·霍普金斯医院 5 种成人重症监护室中实验室检测导致的患者平均失血量

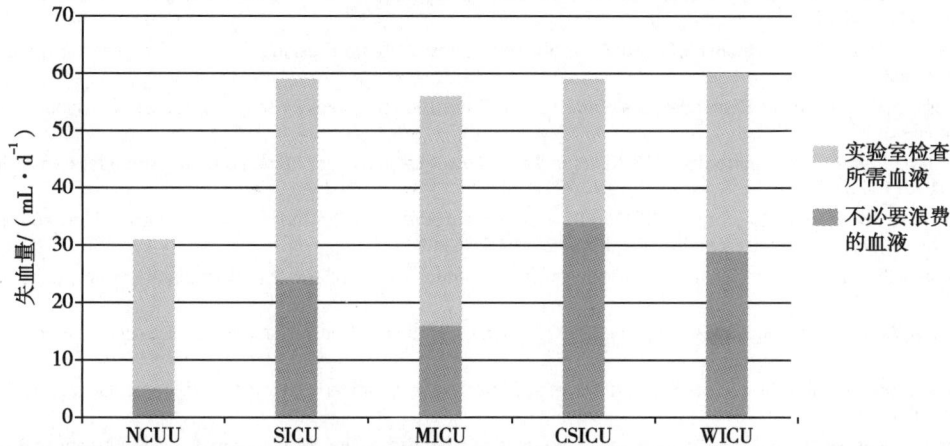

NCUU，神经重症监护室；SICU，外科重症监护室；MICU，医疗重症监护室；CSICU，心外科重症监护室；WICU，温伯格重症监护室（主要为外科肿瘤患者）。

总结

PBM（患者血液管理）方案的成功实施需要周密的规划、教育培训和团队合作，PBM 方案是一项重要的保障患者安全和提高质量的措施，它可以提高血液利用率和节约成本，注重教育培训和循证输血指南可以有效地鼓励良好的实践，从而减少不必要的输血。

PBM 指南可以从各种专业组织中获得，包括 AABB（原名为美国血库协会）、SABM（血液管理促进协会）和 ISBT（国际输血协会）。通过 PBM 方案的成功实施，我们可以降低风险，改善结果并降低成本，从而提高我们医疗保障的价值。

致谢

感谢 Claire F. Levine，M.S.，E.L.S.（来自美国马里兰州巴尔的摩市约翰斯·霍普金斯医学院麻醉学 / 重症监护医学系的科学编辑）对编辑部提供的帮助。

参考文献

1. Carson JL, Triulzi DJ, Ness PM. Indications for and adverse effects of red-cell transfusion. N Engl J Med. 2017;377:1261–72.
2. Frank SM, Savage WJ, Rothschild JA, Rivers RJ, Ness PM, Paul SL. Variability in blood and blood component utilization as assessed by an anesthesia information management system. Anesthesiology. 2012;117:99–106.
3. Joint Commission Overuse Summit 2012: https://www.jointcommission.org/assets/1/6/National_Summit_Overuse.pdf; accessed 9/20/2018.
4. Shander A. Preoperative anemia and its management. Transfus Apher Sci. 2014;50:13-5.
5. Frank SM, Rothschild JA, Masear CG, Rivers RJ, Merritt WT, Savage WJ et al. Optimizing preoperative blood ordering with data acquired from an anesthesia information management system. Anesthesiology. 2013;118:1286–97.

6. Frank SM, Oleyar MJ, Ness PM, Tobian AA. Reducing unnecessary preoperative blood orders and costs by implementing an updated institution-specific maximum surgical blood order schedule and a remote electronic blood release system. Anesthesiology. 2014;121:501–9.

7. Dutton RP, Shih D, Edelman BB, Hess J, Scalea TM. Safety of uncrossmatched type-O red cells for resuscitation from hemorrhagic shock. J Trauma. 2005;59:1445–9.

8. Roberts I, Shakur H, Afolabi A, Brohi K, Coats T, Dewan Y et al. The importance of early treatment with tranexamic acid in bleeding trauma patients: an exploratory analysis of the CRASH-2 randomised controlled trial. Lancet. 2011;377:1096-101, 101 e1–2.

9. WOMAN Trial Collaborators. Effect of early tranexamic acid administration on mortality, hysterectomy, and other morbidities in women with post-partum haemorrhage (WOMAN): an international, randomised, double-blind, placebo-controlled trial. Lancet. 2017;389:2105–16.

10. Carson JL, Guyatt G, Heddle NM, Grossman BJ, Cohn CS, Fung MK et al. Clinical Practice Guidelines From the AABB: Red Blood Cell Transfusion Thresholds and Storage. JAMA. 2016;316:2025–35.

11. Hebert PC, Wells G, Blajchman MA, Marshall J, Martin C, Pagliarello G et al. A multicenter, randomized, controlled clinical trial of transfusion requirements in critical care. Transfusion Requirements in Critical Care Investigators, Canadian Critical Care Trials Group. N Engl J Med. 1999;340:409–17.

12. Hajjar LA, Vincent JL, Galas FR, Nakamura RE, Silva CM, Santos MH et al. Transfusion requirements after cardiac surgery: The TRACS randomized controlled trial. JAMA. 2010;304:1559–67.

13. Carson JL, Terrin ML, Noveck H, Sanders DW, Chaitman BR, Rhoads GG et al. Liberal or restrictive transfusion in high-risk patients after hip surgery. N Engl J Med. 2011;365:2453–62.

14. Villanueva C, Colomo A, Bosch A, Concepcion M, Hernandez-Gea V, Aracil C et al. Transfusion strategies for acute upper gastrointestinal bleeding. New Engl J Med. 2013;368:11– 21.

15. Holst LB, Haase N, Wetterslev J, Wernerman J, Guttormsen AB, Karlsson S et al. Lower versus higher hemoglobin threshold for transfusion in septic shock. N Engl J Med. 2014;371:1381–91.

16. Robertson CS, Hannay HJ, Yamal JM, Gopinath S, Goodman JC, Tilley BC et al. Effect of erythropoietin and transfusion threshold on neurological recovery after traumatic brain injury: A randomized clinical trial. JAMA. 2014;312:36–47.

17. Lacroix J, Hebert PC, Hutchison JS, Hume HA, Tucci M, Ducruet T et al. Transfusion strategies for patients in pediatric intensive care units. N Engl J Med. 2007;356:1609–19.

18. Murphy GJ, Pike K, Rogers CA, Wordsworth S, Stokes EA, Angelini GD et al. Liberal or restrictive transfusion after cardiac surgery. N Engl J Med. 2015;372:997–1008.

19. Mazer CD, Whitlock RP, Fergusson DA, Hall J, Belley-Cote E, Connolly K et al. Restrictive or liberal red-cell transfusion for cardiac surgery. N Engl J Med. 2017;377:2133–44.

20. Callum JL, Waters JH, Shaz BH, Sloan SR, Murphy MF. The AABB recommendations for the Choosing Wisely campaign of the American Board of Internal Medicine. Transfusion. 2014;54:2344–52.

21. Frank SM, Thakkar RN, Podlasek SJ, Ken Lee KH, Wintermeyer TL, Yang WW et al. Implementing a health system-wide patient blood management program with a clinical community approach. Anesthesiology. 2017;127:754–64.

22. Waters JH. Indications and contraindications of cell salvage. Transfusion. 2004;44:40S–4S.

推荐阅读

综述

Carson JL, Triulzi DJ, Ness PM. Indications for and adverse effects of red-cell transfusion. N Engl J Med. 2017;377:1261–72.

Shander A. Preoperative anemia and its management. Transfus Apher Sci. 2014;50:13–5.

Auerbach M. Intravenous iron in the perioperative setting. Am J Hematol 2014;89:933.

Vassallo R, Goldman M, Germain M, Lozano M, Collaborative B. Preoperative autologous blood donation: Waning indications in an era of improved blood safety. Transfus Med Rev. 2015;29:268–75.

Esper SA, Waters JH. Intra-operative cell salvage: A fresh look at the indications and contraindications. Blood Transfus. 2011;9:139–47.

Sikorski RA, Rizkalla NA, Yang WW, Frank SM. Autologous blood salvage in the era of patient blood management. Vox Sang. 2017;112:499–510.

Resar LM, Wick EC, Almasri TN, Dackiw EA, Ness PM, Frank SM. Bloodless medicine: Current strategies and emerging treatment paradigms. Transfusion. 2016;56:2637–47.

指南

Carson JL, Guyatt G, Heddle NM, Grossman BJ, Cohn CS, Fung MK et al. Clinical Practice Guidelines From the AABB: Red Blood Cell Transfusion Thresholds and Storage. JAMA. 2016;316:2025–35.

Roback JD, Caldwell S, Carson J, Davenport R, Drew MJ, Eder A et al. Evidence-based practice guidelines for plasma transfusion. Transfusion. 2010;50:1227–39.

Kaufman RM, Djulbegovic B, Gernsheimer T, Kleinman S, Tinmouth AT, Capocelli KE, et al.

Platelet transfusion: A clinical practice guideline from the AABB. Ann Intern Med. 2015;162:205–13.

随机试验

红细胞输注

Carson JL, Terrin ML, Noveck H, Sanders DW, Chaitman BR, Rhoads GG et al. Liberal or restrictive transfusion in high-risk patients after hip surgery. N Engl J Med. 2011;365:2453–62.

Hajjar LA, Vincent JL, Galas FR, Nakamura RE, Silva CM, Santos MH et al. Transfusion requirements after cardiac surgery: The TRACS randomized controlled trial. JAMA.

2010;304:1559–67.

Hebert PC, Wells G, Blajchman MA, Marshall J, Martin C, Pagliarello G et al. A multicenter, randomized, controlled clinical trial of transfusion requirements in critical care. Transfusion Requirements in Critical Care Investigators, Canadian Critical Care Trials Group. N Engl J Med. 1999;340:409–17.

Lacroix J, Hebert PC, Hutchison JS, Hume HA, Tucci M, Ducruet T et al. Transfusion strategies for patients in pediatric intensive care units. N Engl J Med. 2007;356:1609–19.

Robertson CS, Hannay HJ, Yamal JM, Gopinath S, Goodman JC, Tilley BC et al. Effect of erythropoietin and transfusion threshold on neurological recovery after traumatic brain injury: A randomized clinical trial. JAMA. 2014;312:36–47.

Villanueva C, Colomo A, Bosch A, Concepcion M, Hernandez-Gea V, Aracil C et al. Transfusion strategies for acute upper gastrointestinal bleeding. New Engl J Med. 2013;368:11–21.

Murphy GJ, Pike K, Rogers CA, Wordsworth S, Stokes EA, Angelini GD et al. Liberal or restrictive transfusion after cardiac surgery. N Engl J Med. 2015;372:997–1008.

Holst LB, Haase N, Wetterslev J, Wernerman J, Guttormsen AB, Karlsson S et al. Lower versus higher hemoglobin threshold for transfusion in septic shock. N Engl J Med. 2014;371:1381–91.

Mazer CD, Whitlock RP, Fergusson DA, Hall J, Belley-Cote E, Connolly K et al. Restrictive or liberal red-cell transfusion for cardiac surgery. N Engl J Med. 2017;377:2133–44.

血小板输注

Slichter SJ, Kaufman RM, Assmann SF, McCullough J, Triulzi DJ, Strauss RG et al. Dose of prophylactic platelet transfusions and prevention of hemorrhage. N Engl J Med. 2010;362:600– 13.

实用网站

AABB: https://www.aabb.org/news-resources/resources/patient-blood-management, accessed 13 June 2021
ISBT: https://www.isbtweb.org/working-parties/clinical-transfusion, SABM: https://sabm.org, accessed 13 June 2021

9

第9章
实施患者血液管理计划

要点

1. 患者血液管理（PBM）包括实施循证输血指南，旨在减少输血实践中的差异性。

2. 患者安全是输血实践和 PBM 的核心。

3. PBM 旨在通过避免不必要的输血从而优化临床治疗效果。

4. PBM 的执行需要多学科团队的协同努力，对可能影响血液和血液成分使用的各项活动进行研究、实施和监控。

5. PBM 涵盖的内容广泛，使临床医生能够专注于在特定的输血环境中对他们的患者采取确实有效的策略。

9.1 引言

随着人们对输血临床疗效的局限性的认识日益加深,对输血安全性和血液制品成本的担忧也日益增加。为此,患者血液管理(PBM)计划被视为解决这些问题的有效方法之一。PBM 的实践包括制订和实施循证输血指南,以降低输血实践中的差异性,并组建多学科团队来研究、实施和监测可能影响血液或血液制品使用的各种活动。此外,PBM 还致力于通过避免不必要的血液成分输注来改善临床治疗效果。文献中描述了多种不同的 PBM 模型,建议各机构审核现有模式,并根据自身医疗环境调整适用的一种。

学习效果

本章旨在为读者提供关于患者血液管理(PBM)的相关信息,并为读者提供一个适用于自身临床环境的实施框架。具体而言,读者应能够:

- 制订在输血实践中使用 PBM 策略的计划。
- 确定实施 PBM 所需的多学科团队成员,包括输血医生等。
- 认识到审核在基线评估和回顾所实施变更的影响方面的重要性。
- 制订策略,为所有参与输血工作的人提供安全输血实践的教育和信息。

9.2 从何处开始以及如何制订行动计划?

哈佛商学院教授约翰·科特(John Kotter)概述了一项变革管理策略[1]。此策略可用于制订构建 PBM 方案的行动计划。首先,需要创造一场危机。这一危机可能与同种异体血液的可用性、可用血液的安全性或获取一单位血液的成本相关。

一旦认识到这一危机,就需要建立一个由个人组成的联盟。这些人应该是能够实施和推动变革的领导者,具备推动变革的力量和资源。接下来,需要制订一份商业计划。

表 9.1 概述了优化血液利用和围手术期血液管理的策略。一个简单的起点是确保临床医生正确使用血液,并了解现有最佳证据所展示的益处。医院信息系统应设置为提供关于适当血液使用的前瞻性审计数据。如果无法收集前瞻性数据,则需要进行回顾性审核,由专家团队对血液使用情况进行审核,以确定使用是否合理。若发现使用不当,则向数据提供方反馈。理想情况下,这种交流应以非威胁性、教育性的方式进行。

表 9.1 优化血液利用和围手术期血液管理的策略

输液实践	利用解决方案推动循证输血实践
自体输血	遵循国家或专业协会的术中自体血液回收和回输(细胞回收、等容血液稀释、成分治疗)标准*
贫血管理	实施术前血红蛋白优化方案
减少与血液制品使用相关的浪费	通过减少输血损失、消除术前自体献血和减少因操作不当造成的异体血液浪费来减少与输血实践相关的浪费
外科技术	通过细致的手术技术、限制留样、使用床旁检测来减少医源性失血
报告	通过血液利用实践教育和审核提高医生意识

*例如,可参考 AABB。

另一个重点是贫血管理。术前贫血与围手术期发病率和死亡率的增加有关。全球范围内贫血的患病率令人震惊。因此，应建立一个体系来识别和管理术前贫血。图 9.1 显示了用于此目的的处理流程。此外，在住院患者中，静脉采血的失血可能会很常见，特别是在危重患者中，他们需要经常采集血液样本。这类患者往往存在与其疾病相关的骨髓抑制，因此当静脉采血导致红细胞反复丢失时，红细胞再生会变得困难。

图 9.1　针对外科手术中确定为高风险、需要输血的贫血患者，制订管理流程

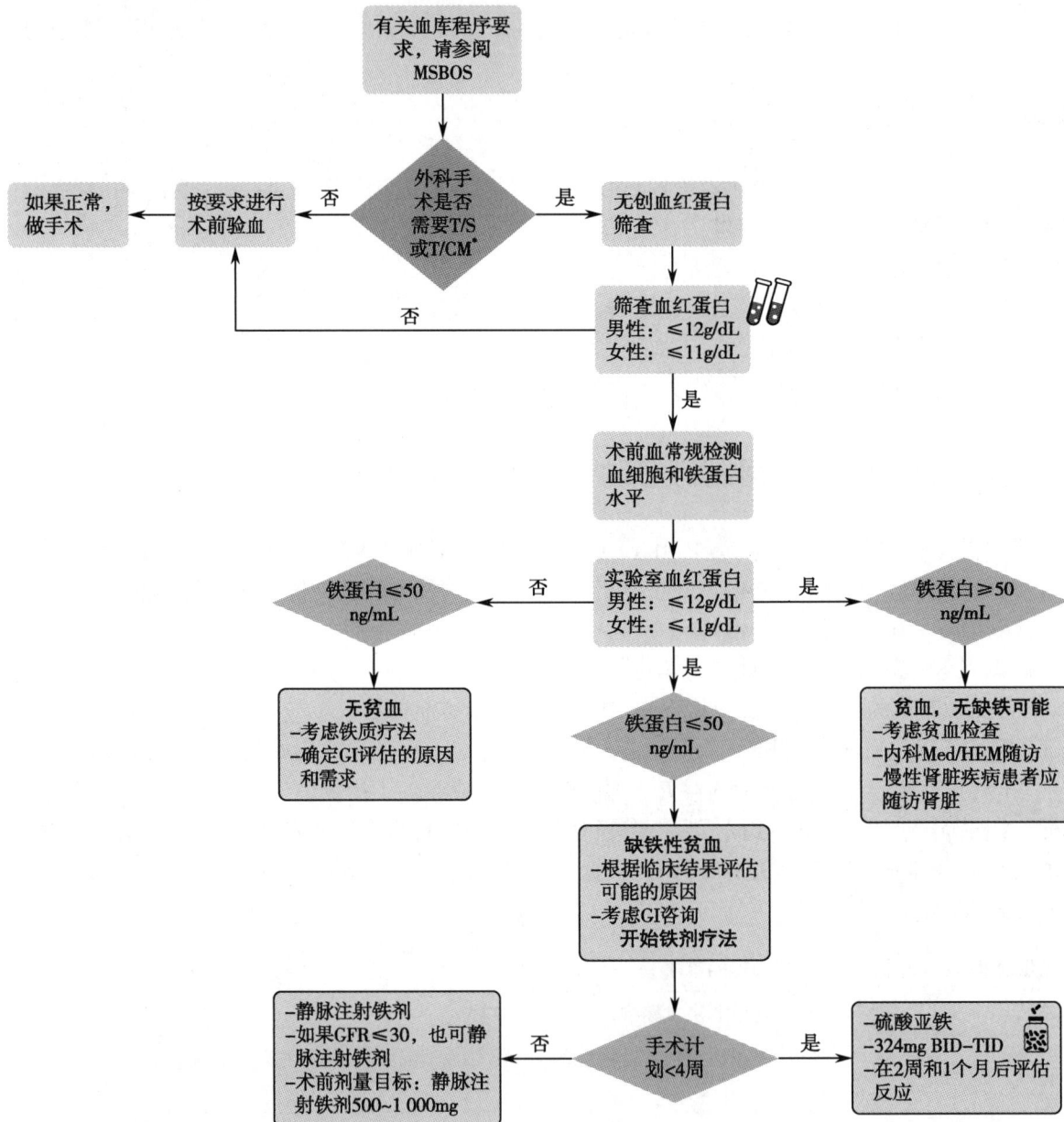

```
                    有关血库程序要
                    求，请参阅
                    MSBOS
                        │
                        ▼
如果正常，    按要求进行    否   外科手    是   无创血红蛋白
做手术    ◄── 术前验血  ◄──  术是否        ──►  筛查
                          需要T/S              │
                          或T/CM*              ▼
                     否                   筛查血红蛋白
                                          男性：≤12g/dL
                                          女性：≤11g/dL
                                               │是
                                               ▼
                                          术前血常规检测
                                          血细胞和铁蛋白
                                          水平
                                               │
铁蛋白≤50     否   实验室血红蛋白   是   铁蛋白≥50
ng/mL      ◄──    男性：≤12g/dL    ──►  ng/mL
                  女性：≤11g/dL
                       │是
                       ▼
无贫血                              贫血，无缺铁可能
-考虑铁质疗法      铁蛋白≤50          -考虑贫血检查
-确定GI评估的原因   ng/mL            -内科Med/HEM随访
和需求                │             -慢性肾脏疾病患者应
                     ▼              随访肾脏
              缺铁性贫血
              -根据临床结果评估
              可能的原因
              -考虑GI咨询
              开始铁剂疗法
                     │
-静脉注射铁剂         ▼
-如果GFR≤30，也可  否  手术计   是  -硫酸亚铁
静脉注射铁剂    ◄──   划<4周  ──►  -324mg BID-TID
-术前剂量目标：静脉注               -在2周和1个月后评估
射铁剂500~1 000mg                 反应
```

*T/S：定型和筛选；T/CM：定型和交叉匹配。
来源：经 UPMC 患者血液管理计划许可复制。

为了最大限度地减少静脉采血的损失，可以考虑以下几点：

- 可以利用床旁检测设备（如果有），该设备可以使用微升量级的血液来获取检测信息。
- 应限制在规定时间内进行常规抽血。

- 应考虑使用体积较小的儿科样本。
- 应在静脉采血过程开始时考虑采集损耗量,以最大限度地减少废弃血量。

控制手术失血最有效的技术之一是使用自体输血,有时也称为细胞回收术或术中细胞回收,术中排出的血液被收集、处理并回输给患者(见 8.5 节)。在全球许多地方,血液仅被简单地收集、过滤和再注入。大量失血可以通过自体输血来补充。然而,如果这种血液没有得到适当的管理,可能会对患者造成伤害。一种常见的危害是使用无菌水来清洗流出的血液,并导致大量红细胞溶解。

另一个潜在危害来自将初级输液袋直接连接到患者的静脉导管并导致空气栓塞。因此,有必要建立一个健全的质量控制体系,确保操作设备的技术人员接受适当的教育和培训,认识到这些风险,并恰当地监测输血过程。此外,应定期对设备进行维护,以确保其正常工作。

9.3　对医院输血实践的监督

对医院输血业务进行监督需要涵盖以下方面:高级管理结构和职责、临床医生和患者的参与,以及医院输液委员会的结构和职能。

每家医院都应具备一定的监督血液使用的机制。传统上,这以输血委员会的形式存在。通常,该委员会负责审核血液制品和成分的使用情况、与血液相关的不良事件、交叉配血与输血比率,以及血液制品和成分管理的变化。这种传统的委员会可以演变为患者血液管理委员会,负责执行传统输血委员会的任务,并负责质量改进活动。这些活动可以包括:

- 实施术前贫血管理。
- 实施床旁检测。
- 为那些拒绝输血的患者开发无血医疗计划。
- 氨甲环酸等辅助药物使用指南。

在成立此委员会时,应确保包括以下代表:使用血液的部门,如外科医生、麻醉师、血液科医生、肾病科医生和产科医生;负责谈判血液及相关服务合同的供应链成员;熟悉与血液供应相关法律问题的成员;输血医学专家、科学家和护士。

9.4　临床实践审核、绩效和质量指标

审核应从对医院血液资源利用情况的基本了解开始。例如,若一家医院每年使用 1 000 单位的血液,了解哪些部门和医生使用这些血液将有助于进行质量改进措施。在获得基本了解后,制订调整后的使用量指标对于区分血液产品使用变化和医院入院率或手术量的变化是有价值的。因此,若每年为 1 000 例外科手术提供 1 000 单位的血液,则可以使用每个外科手术 1 单位的指标来比较手术病例增加到 1 200 例或减少到 800 例时的情况。图 9.2 和表 9.2 显示了观察血液利用率情况的报告示例。表 9.2 是根据住院患者和手术程序调整后的血液使用量报告,而图 9.2 则显示了髋关节术中的血液使用情况。

一旦对血液的使用情况有了基本的了解,比较相似领域内医生之间的报告就很有价值。一个实用的例子是,比较进行全关节置换术的外科医生。如果一家医院发现一名外科医生正在做全膝关节置换术未进行输血,而另一名外科医生给其 40% 的患者进行了输血,那么这位外科医生就存在提升空间。

在全关节置换术中,差异可能由多种因素引起,如不同的手术方法、不同的血栓预防措施、不同的输血阈值以及手术引流管的放置位置等。

图 9.2　血液制品用于单一外科手术，即经常进行的全髋关节置换

	2009 Q3	2009 Q4	2010 Q1	2010 Q2	2010 Q3
出院人数	376	442	432	411	409
接受输血总人数	153	179	138	175	151
接受输血比例	40.7%	40.5%	31.9%	42.6%	36.9%
每例平均输血单位数	1.97	1.93	1.87	2.22	1.87
接受输血平均住院时间	3.8	3.4	3.3	3.4	3.6
未接受输血平均住院时间	3.5	3.3	3.1	3.1	3.1
接受输血平均收费	$ 90 965	$ 81 021	$ 82 873	$ 78 380	$ 79 704
未接受输血平均收费	$ 65 493	$ 63 276	$ 62 018	$ 65 165	$ 68 276
自体输血比例	12.4%	10.1%	8.0%	9.1%	12.6%
居家出院比例	71.5%	70.4%	83.1%	73.5%	69.9%
医疗机构出院比例	28.5%	29.6%	16.9%	26.5%	30.1%

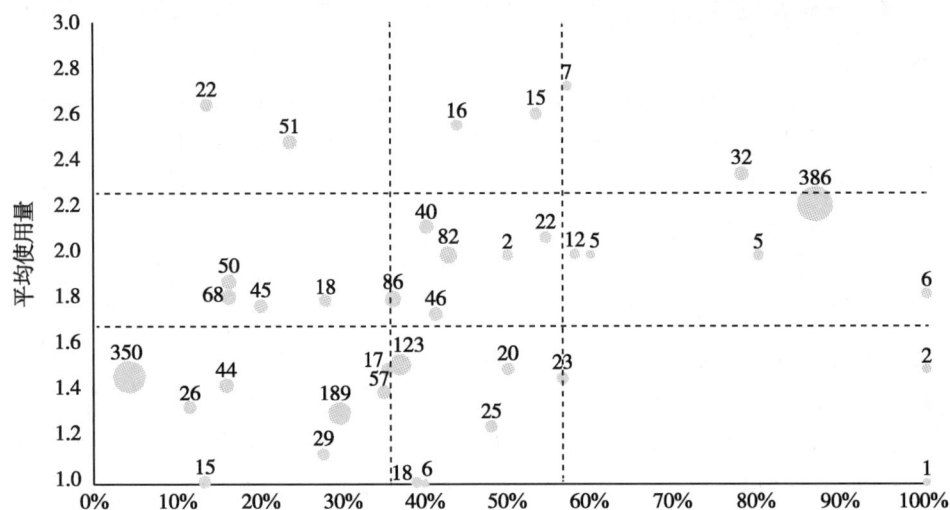

注：图中顶部的表格显示了血液制品的平均使用量，而底部的项目符号图表显示了各外科医生的位置。每颗圆点代表一名外科医生，其大小代表他 / 她在报告期间进行的手术次数。X 轴表示在报告期间输注红细胞的患者的平均数量，而 Y 轴表示在一次输血过程中输血的平均单位数。输血的差异性可归因于多种因素，如不同的输液触发原因、不同的髋关节置换手术方式以及不同的深静脉血栓预防措施。
资料来源：经 UPMC 患者血液管理项目许可转载。

表 9.2　根据手术总例数和住院患者人数调整的血液制品的使用量

血制品	使用的血液制品总量				手术总例数用血总量				急性入院患者用血总量			
	2011 年7月至2012 年5月	2012 年7月至2013 年5月	方差	百分比差异	2011 年7月至2012 年5月（212 258 例）	2012 年7月至2013 年5月（221 993 例）	方差	百分比差异	2011 年7月至2012 年5月（151 311 例）	2012 年7月至2013 年5月（164 980 例）	方差	百分比差异
全血	4	0	4	−100.0	0.00	0.00	0.00	−100.0	0.00	0.00	0.00	−100.0
浓缩红细胞	78 397	68 586	9 811	−12.5	0.37	0.31	0.06	−16.4	0.52	0.42	0.10	−19.8
少白细胞（过滤）红细胞	32 924	29 191	3 733	−11.3	0.16	0.13	0.02	−15.2	0.22	0.18	0.04	−18.7

续表

血制品	使用的血液制品总量				手术总例数用血总量				急性入院患者用血总量			
	2011 年 7 月至 2012 年 5 月	2012 年 7 月至 2013 年 5 月	方差	百分比差异	2011 年 7 月至 2012 年 5 月（212 258 例）	2012 年 7 月至 2013 年 5 月（221 993 例）	方差	百分比差异	2011 年 7 月至 2012 年 5 月（151 311 例）	2012 年 7 月至 2013 年 5 月（164 980 例）	方差	百分比差异
红细胞悬液	3 192	2 587	605	−19.0	0.02	0.01	0.00	−22.5	0.02	0.02	0.01	−25.7
洗涤 / 冷冻红细胞	136	296	(160)	117.6	0.00	0.00	(0.00)	108.1	0.00	0.00	(0.00)	99.6
新鲜冰冻血浆 / 解冻血浆	41 419	38 142	3 277	−7.9	0.20	0.17	0.02	−12.0	0.27	0.23	0.04	−15.5
冷上清	1 793	1 967	(174)	9.7	0.01	0.01	(0.00)	4.9	0.01	0.01	(0.00)	0.6
血小板	71 969	60 707	11 262	−15.6	0.34	0.27	0.07	−19.3	0.48	0.37	0.11	−22.6
冷沉淀凝血因子	11 435	9 272	2 63	−18.9	0.05	0.04	0.01	−22.5	0.08	0.06	0.02	−25.62
单采血小板	2 113	1 915	198	−9.4	0.01	0.01	0.00	−13.3	0.01	0.01	0.00	−16.9
白细胞	23	36	(13)	56.5	0.00	0.00	(0.00)	49.7	0.00	0.00	(0.00)	43.6
合计	210 481	183 508	26 973	−12.8	0.99	0.83	0.16	−16.6	1.39	1.11	0.28	−20.0

注：在此图表中评估血液制品总量时，可以看到血液制品减少了 12.8%；然而，当根据变化量进行调整时，减少的幅度看起来要大得多。例如，如果根据住院患者总数对血液制品的使用量进行调整，减少幅度显著增加到 20.0%。

资料来源：转载自 UPMC 患者血液管理项目，经许可复制。

浅灰色数据表示与前一年数据相比减少；括号和深灰色表示与前一年数据相比增加。

另一份报告可能涉及血液使用不当的问题。医院需要结合实验室标准和最佳实践的循证指南来界定适当的或不当的血液使用。通过报告不当的血液使用情况，可以有针对性地对不当血液使用的医护人员进行教育。此外，这也为制订节约成本的方法提供了机会。这使临床医生和他们的团队能够看到适当使用血液在财务上的正面影响，节省的资金可用于其他医疗保健计划。

临床审核还应包括质量与安全活动，如血液制品的储存和处理、管理实践以及对医院政策和程序的遵守情况。输血审核的相关资源包括：

- 全国输血比较性审核。
- 审核报告。

9.5 临床用血指南及大量用血申请表

在 20 世纪 70 年代，临床用血指南及大量用血申请表（MSBOS）被开发出来，目的是确保患者在手术室有足够的血液供应。MSBOS 源于外科医生对特定手术预期血液需求的调查。为了保持 MSBOS 的时效性，每年都会进行类似的调查。一些研究人员认为，利用电子工具收集关于血液产品实际需求的数据将是一个更高效的方法。虽然 MSBOS 在支持最先进的手术技术方面略显老旧，但对于那些希望审核其血液订购和使用情况，但尚未在其医疗保健系统中实施电子系统的人来说，MSBOS 仍然是一个很好的起点。

医务人员在手术血液订购管理方面采取不同的策略。在美国匹兹堡大学，这些策略根据患者的不同需要分为以下 3 个层次：

- 术前不需要血液筛查的患者。

- 应进行血型定型和抗体筛查的患者。
- 应进行抗体筛查和交叉配血的患者。

这些类别分别反映历史上低于 5%、5%~25% 和大于 25% 的血液需求。

9.6　临床用血教育培训

为了确保患者接受安全和适当的输血治疗，对参与输血过程的所有人员提供信息和培训至关重要。这需要实施一项全面的教育计划，包括最新的循证信息，采用多种学习技巧，并且确保这些信息和培训容易获取，同时具有足够的灵活性，以保证规范得以遵循。

在了解当前的临床实践（可通过审核或调查实现）后，可将其与现有的指南或标准操作程序（SOP）进行比较。如果没有可用的指南或 SOP，可以参考其他国家的国家指南，例如英国血液学会（BSH）或 AABB（原为美国血库协会）。在制订输血指南时，需要注意的是：

- 基于证据，尽可能地遵循临床输血实践的证据（注意：在许多领域仍存在证据缺口）。
- 基于当地实践。
- 考虑到机构内的可行性。
- 采取合作方法，包括过程中的代表，并设有小组主席。
- 临床工作人员可以轻松阅读指南，指南能指导他们如何管理接受输血的患者。
- 可以根据指南进行教育。

当具备适当的血液使用标准时，这有助于为临床工作人员的教育提供一个框架。

将输血过程视为教育的一个框架，如表 9.3 所示。

表 9.3　教育框架的组成部分

输血的决定	合理用血
	成分输血
	审核输血触发因素
	考虑替代方案
血液管理	实验室安全取血
	在患者床边核查血液
	输血期间对患者的监测
	监测血液浪费
不良事件的管理	输血反应的处理
	管理意外事件（例如输血错误）
患者血液管理	考虑术前管理策略（例如铁剂疗法）
	医院范围内的决策（例如医源性贫血审核）
	与自体输血相关的质量计划

关于血液临床使用方面的知识，有很多不同的方法可以用来教育和培训临床工作人员（表 9.4）。

表 9.4　对临床工作人员进行临床用血教育和培训的可能途径

方法类型	利弊
PowerPoint 演示文稿	可以在课堂环境中讲授
	当信息变更时易于更新
	传授面广
	无法保证收听者能够记住或理解所传达的所有信息

方法类型	利弊
在线学习	可以在学习者准备充足时进行
	可以通过评估来监测信息传递的效果
	需要访问互联网
	可以考虑其他国家的课程
	需要专业的软件编程,难以更新
研讨会	学习者可以在小组中学习
	可以涵盖特定的主题
	对信息的理解可以通过反馈活动来评估,需要有人组织和安排活动
	参与者需要放下日常工作才能参加
非正式病房式教学	可以在临床区域不太忙碌时安排会议时间(例如 8:00 或下午)
	工作人员靠近会议地点
	课程可根据临床领域(如外科或产科)量身定做
	如果病房变得忙碌,或者培训者无法进行培训,活动可能会被取消
对于所有会议	

- 了解受众(例如高级职称的临床医生、实习医生、注册护士)
- 了解小组的学习需求,使培训者能够确定哪些信息与特定小组更相关
- 确保所提供的信息最新并准确
- 在可能的情况下,从参与者那里获得反馈,以帮助改进未来的会议

其他有用资源	患者信息单,以便工作人员熟悉
	在临床区域张贴海报,宣传安全输血信息
	员工可以带走的书签
	如果可用,使用智能手机应用程序,会话结束后可以参考其中的信息

9.7　患者血液管理:血液安全监测和报告

WHO 认识到血液安全监测在识别和预防与输血有关的不良事件的发生或重复发生,提高输血的安全性、有效性和效率方面的重要性,这一过程涵盖从献血者到受血者的输血链的所有活动(框 9.1)[2]。

框 9.1　血液安全监测的定义

> **什么是血液安全监测?**
> 血液安全监测是一套涵盖整个输血过程的监测程序,从献血和血液及其成分的加工,到向患者提供输血及其后续跟踪。它包括监测、报告、调查和分析与献血、血液处理和输血有关的不良事件,并采取行动防止其发生或再次发生。
> 来源:参考文献[2]。

患者安全是输血实践和 PBM 的核心。报告系统能够从失败和潜在的失败中吸取教训,建立预防这些问题重复发生的系统,从而在提高患者安全方面发挥重要作用。许多卫生保健提供者设立了血液安全监测官员职位,负责对内外部进行调查和报告,包括向国家血液安全监测体系汇报输血反应、不良事件和差错。

理想情况下,调查这些事件包括与相关工作人员和患者直接沟通,收集事件及其导致因素的所有

重要细节。这些信息将有助于确定最终结论（反应类型），以及未来患者输血计划的建议，和 / 或实施纠正和预防措施。

血液安全监测通常是输血从业者的职责之一（见 9.7 节），如果没有血液安全监测官员或输血从业者职位，也可以将其作为一项关键任务分配给高级护士、资深科学家或临床医生。

通过审核可以帮助识别当前的临床实践，了解输血过程中可能存在的任何差距或潜在风险。对员工知识的审核和评估可以帮助指导需要哪些教育，这些活动都有助于提高质量[3]。

血液安全监测还与输血过程中的献血方面相关，监测和记录与献血有关的严重不良事件。虽然献血对大多数献血者来说是安全的，但一小部分人可能会发生不良事件，对这些事件的监测有助于提高献血者和整体输血的安全性[4]。

血液安全监测是参与输血过程的每个人的责任，包括患者。它应成为致力于安全输血实践的输血质量循环的一部分。

9.8　患者血液管理与输血从业者

患者血液管理与输血从业者（TP）一词经常用来描述与血液的安全和合理用血相关的角色，包括减少使用并提供替代品。TP 来自许多不同的医疗保健背景，尽管他们主要是护理或生物医学科学家。他们被视为连接实验室和临床领域、护理人员、医疗队和支持人员之间的重要纽带[5]。用于描述该角色的其他术语包括：

- 输血护士。
- 输血安全员。
- 血液安全监测人员。
- PBM 从业者。
- PBM 官员。

由于 PBM 需要多学科联合，因此 TP 的主要职责是在医疗保健机构中，向广泛的临床同事推广血液及其适当替代品的安全与恰当使用。他们在吸引及培训科研、医疗和护理领域的同事方面发挥作用，汇集可用资源、收集和共享数据，评估旨在改善患者预后的实践。他们可以通过从其他卫生保健机构的临床同事那里获得信息和资源来实现这一目标。

TP 可能希望领导的一个 PBM 策略示例是检查患者是否患有可以在术前得到处理的贫血。TP 可以使用审核来证明贫血管理的必要性。有了这些数据，并与 PBM 团队合作，TP 可以开发出适合组织的流程，以满足需求并改善患者预后。如果组织没有 TP，可以将角色纳入其他临床角色，无论是医务人员、护理人员还是科研人员，都有可以进行的项目来促进 PBM。

TP 角色的任职者具有独特的优势，可以与所有团队合作，弥合输血差距并确保患者始终处于输血过程的中心。TP 是输血医学的专家从业者，TP 包括血液管理、合理用血和实验室实践。他们确保临床工作人员能够访问及获得最新的输血培训和政策，并因此患者和家属获得正确的输血信息。

参考文献

1. Kotter JP. Leading change. Boston (MA): Harvard Business Review Press; 2012.
2. A guide to establishing a national haemovigilance system. Geneva: World Health Organization: 2016 (http://www.who.int/bloodsafety/haemovigilance/haemovigilance-guide/en/, accessed 1 February 2021).
3. Wood EM, Stevenson L, Bielby L, Wiersum-Osselton JC. Haemovigilance: concepts and frameworks. ISBT Science Series 2014;9:86–90.
4. Serious Hazards of Transfusion (SHOT). SHOT Annual Reports 1996–2017 [online]. https://www.shotuk.org/ accessed 3 December 2018).
5. Bielby L, Moss R. Patient blood management and the importance of the Transfusion Practitioner role to embed this into practice. Transfus Med. 2018;28:98–106.

推荐阅读

International Society of Blood Transfusion [online]: (www.isbtweb.org/working-parties/clinical-transfusion and links from this page to ISBT PBM resources, accessed 13 June 2021)

Patient blood management [online]. Bethesda (MD): AABB (http://www.aabb.org/pbm/Pages/default.aspx, accessed 1 February 2021).

Patient blood management guidelines [online]. Canberra: Australian National Blood Authority (https://www.blood.gov.au/pbm-guidelines, accessed 1 February 2021).

Implementing the PBM Guidelines [online]. Canberra: Australian National Blood Authority (https://www.blood.gov.au/implementing-pbm, accessed 1 February 2021).

Consumers, Health, Agriculture and Food Executive Agency. Building national programmes on Patient Blood Management (PBM) in the EU A guide for health authorities. Brussels: Publications Office of the EU; 2017 (https://publications.europa.eu/en/publication-detail/-/publication/5ec54745-1a8c-11e7-808e-01aa75ed71a1/language-en, accessed 1 February 2021).

European Commission. Supporting patient blood management in the EU. A practical implementation guide for hospitals. Brussels: Directorate-General for Health and Food Safety Health Programme, European Commission; 2017 (https://ec.europa.eu/health/sites/health/files/blood_tissues_organs/docs/2017_eupbm_hospitals_en.pdf, accessed 1 February 2021).

Patient blood management. National Health Service Blood & Transplant [online] (http://hospital.blood.co.uk/patient-services/patient-blood-management/, accessed 1 February 2021).

United Kingdom Transfusion Guidelines [online]. Joint United Kingdom Blood Transfusion and Tissue Transplantation Services Professional Advisory Committee (https://www.transfusionguidelines.org/uk-transfusion-committees/national-blood-transfusion-committee/patient-blood-management, accessed 1 February 2021).